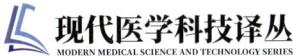

现代医学科技译丛
MODERN MEDICAL SCIENCE AND TECHNOLOGY SERIES

# 脑机接口：
## 脑卒中和脊髓损伤后的神经康复

**Brain–Computer Interfaces**

Neurorehabilitation of Voluntary Movement after Stroke and Spinal Cord Injury

原著 [加] 塞萨尔·马克斯-钦 (Cesar Marquez-Chin)
　　 [加] 纳兹·卡帕迪亚-德赛 (Naaz Kapadia-Desai)
　　 [加] 苏克温德尔·卡尔斯-瑞恩 (Sukhvinder Kalsi-Ryan)

主译　邓艳春

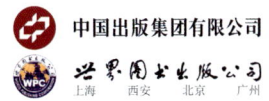

中国出版集团有限公司

世界图书出版公司
上海　西安　北京　广州

图书在版编目（CIP）数据

脑机接口：脑卒中和脊髓损伤后的神经康复 /（加）塞萨尔·马克斯-钦,（加）纳兹·卡帕迪亚-德赛,（加）苏克温德尔·卡尔斯-瑞恩著；邓艳春译. -- 上海：上海世界图书出版公司, 2025.5. -- ISBN 978-7-5232-1936-2

Ⅰ. R743.309；R744.09

中国国家版本馆 CIP 数据核字第 2025GC3605 号

First published in English under the title
Brain–Computer Interfaces: Neurorehabilitation of Voluntary Movement after Stroke and Spinal Cord Injury
edited by Cesar Marquez-Chin, Naaz Kapadia-Desai and Sukhvinder Kalsi-Ryan.
Copyright © Springer Nature Switzerland AG 2022
Reprint of original edition Morgan & Claypool 2021.
This edition has been translated and published under licence from Springer Nature Switzerland AG.

| | | |
|---|---|---|
| 书　　　名 | 脑机接口：脑卒中和脊髓损伤后的神经康复 | |
| | Naoji Jiekou: Naocuzhong he Jisui Sunshang hou de Shenjing Kangfu | |
| 原　　　著 | [加]塞萨尔·马克斯-钦　[加]纳兹·卡帕迪亚-德赛　[加]苏克温德尔·卡尔斯-瑞恩 | |
| 主　　　译 | 邓艳春 | |
| 出　版　人 | 唐丽芳 | |
| 策　　　划 | 曹高腾 | |
| 责任编辑 | 芮晴舟 | |
| 出版发行 | 上海世界图书出版公司 | |
| 地　　　址 | 上海市广中路 88 号 9-10 楼 | |
| 邮　　　编 | 200083 | |
| 网　　　址 | http://www.wpcsh.com | |
| 经　　　销 | 新华书店 | |
| 印　　　刷 | 运河（唐山）印务有限公司 | |
| 开　　　本 | 889 mm × 1194 mm　1/16 | |
| 印　　　张 | 8.75 | |
| 字　　　数 | 125 千字 | |
| 版　　　次 | 2025 年 5 月第 1 版　2025 年 5 月第 1 次印刷 | |
| 版权登记 | 图字 09-2024-0040 号 | |
| 书　　　号 | ISBN 978-7-5232-1936-2 / R·762 | |
| 定　　　价 | 80.00 元 | |

版权所有　翻印必究
如发现印装质量问题，请与印刷厂联系
（质检科电话：022-59658568）

# 译者名单

**主译** 邓艳春　空军军医大学第一附属医院（西京医院）
　　　　　　　陕西西京癫痫脑病研究所

**译者**（按姓氏拼音排序）

邓洁文　西安医学院

冯　研　空军军医大学第一附属医院（西京医院）

高　杰　西安市未央区大明宫社区卫生服务中心

甘亚静　空军军医大学第一附属医院（西京医院）

刘　超　武功机场医院

李国艳　空军军医大学第一附属医院（西京医院）

史雨晴　空军军医大学第一附属医院（西京医院）

魏子涵　空军军医大学第一附属医院（西京医院）

吴振宇　空军军医大学

张翠荣　西安秦皇医院

# 主译简介

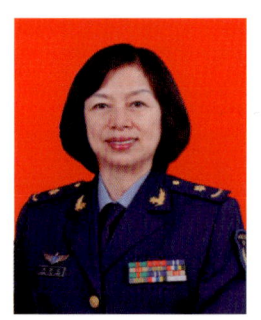

**邓艳春** 教授，主任医师，神经病学和临床遗传学博士研究生导师，空军军医大学第一附属医院（西京医院）神经内科教授，中国抗癫痫协会副会长，陕西西京癫痫脑病研究所主任，陕西省抗癫痫协会创会会长，中华医学会神经病学分会委员，全军医学科学技术神经内科学专业委员会癫痫学组组长。

1983 年毕业于原佳木斯医学院（现佳木斯大学医学部），1991 年获第四军医大学神经病学硕士学位，2000 年获第四军医大学生物化学与分子生物学博士学位。近几年一直从事神经内科疾病和癫痫的诊断治疗和脑胶质瘤的分子生物学研究。1999 年发现了一个新的脑胶质抑癌基因 *ndrg2*。曾获得国家自然科学基金面上项目 5 项、国家重大新药创制项目 1 项，以及国际临床流行病学网（INCLEN）基金、西京医院创新基金等资助。获得国家发明专利 3 项。2001 年曾到美国 Albany 医学院从事干细胞的研究。发表论文 100 余篇，主编脑电图培训教材 1 部，参编学术著作 4 部：《脑脊液细胞学》《新编神经病学》《临床免疫学》及《临床神经生物学》。

# 原著作者简介

**塞萨尔·马克斯-钦（Cesar Marquez-Chin）** 多伦多康复研究所——大多伦多地区大学健康网络（University Health Network，UHN）KITE 研究中心的科学家。从事研究工作 20 年以上，主要与临床医生紧密合作。目前研究领域专注于开发、测试和改进实用技术和干预措施，以减轻瘫痪后对生活质量的不良影响。商业化辅助设备和假肢系统开发团队的骨干，加拿大脑机接口开发领域的先驱。工作主要致力于将脑机接口技术整合到脊髓损伤和脑卒中后的自主运动康复中。已在多伦多大学生物医学工程研究所完成博士学习，目前担任多伦多大学生物医学工程研究所的助理教授。

**纳兹·卡帕迪亚-德赛（Naaz Kapadia-Desai）** 多伦多大学康复科学研究所博士，加拿大卫生研究院博士奖学金获得者（这是一项声望很高的奖项），是有 20 年以上临床经验和 10 年以上研究经验的资深临床医生和研究员。目前担任多伦多康复研究所——大多伦多地区大学健康网络 KITE 研究中心助理研究员，并担任大学健康网络临床物理治疗师。研究重点包括：开发和验证针对获得性神经系统疾病患者上肢功能恢复的神经康复疗法和结果测定。工作体现了功能性电刺激（FES）在脊髓损伤和脑卒中后功能恢复方面的益处。她在 MyndMove FES 刺激器的商业运营中发挥了关键作用。脊髓损伤-高性能指标团队受邀专家，该团队旨在为脊髓损伤领域制定结构、过程和结果指标。

**苏克温德尔·卡尔斯-瑞恩（Sukhvinder Kalsi-Ryan）** 多伦多大学康复科学研究所博士，临床科学家，专注于上肢功能恢复评估及脊柱病理学领域，目前就职于多伦多康复研究所——大多伦多地区大学健康网络 KITE 研究中心。研究领域旨在建立量化神经受损变化的方法及神经修复，以增强和优化神经受损患者的功能。执业医生，曾接受过物理治疗师培训，专注于开发与临床应用交叉研究项目相关的管理。

# 译者前言

随着现代医学技术的不断进步及人们对健康的不断追求，神经康复已经成为医学领域的热门话题之一。神经康复旨在通过各种方法和技术帮助神经系统受损的患者恢复功能，改善其生存质量。而脑机接口技术作为神经康复领域的新兴技术之一，正以其独特的优势和潜力引起了广泛关注。

本书特别关注脑卒中和脊髓损伤后自主运动的恢复，将深入探讨脑卒中和脊髓损伤后康复的现状，以及脑机接口技术在脑卒中和脊髓损伤后康复中的作用和前景。

脑卒中和脊髓损伤是两种常见的神经系统疾病，它们给患者的生活带来了极大的困扰和挑战。脑卒中常导致患者出现运动功能障碍和语言障碍等问题，而脊髓损伤则可能导致肢体瘫痪、感觉丧失等严重后果。传统的康复方法通常需要长时间的训练和耐心的治疗，而且效果不尽如人意。因此，寻找一种更加有效的神经康复方法显得尤为重要。

脑机接口技术通过直接与受损神经系统进行交互，实现了人脑与外部设备之间的无缝连接，为神经康复提供了全新的途径和可能性。通过监测患者的脑电信号、神经活动或其他生理信号，脑机接口可以将患者的意图转化为外部动作或控制设备，从而帮助他们恢复运动功能或改善生存质量。

本书将从多个方面对脑机接口技术在神经康复中的应用进行全面的介绍和探讨。首先，本书将介绍脑卒中和脊髓损伤的流行病学及康复的现状，以及脑机接口技术的基本原理和工作机制，包括脑信号采集、信号处理和控制方法等。其次，深入探讨了脑机接口技术在脑卒中和脊髓损伤后康复中的具体应用情况及发展前景。除此之外，在最后还介绍了一些最新的研究成果和技术进展，旨在为读者提供全面的信息和启发，促进脑机接口技术在神经康复领域的进一步发展和应用。

最后，衷心希望本书能为医学界、科研人员和康复专家提供有价值的参考和指导，为推动神经康复事业的发展和推广做出贡献。也希望通过本书的出版，能够增进人们对脑机接口技术和神经康复的了解，为更多神经系统受损患者带来希望和改变。

2025 年 1 月 10 日

## 摘　要

脑卒中和脊髓损伤通常会导致瘫痪，对患者的独立性和生存质量造成严重影响。对患者来说，康复提供了恢复丧失功能的方法。神经损伤后的康复经历了革命性的变化，神经可塑性使其更加丰富。以神经可塑性为基础的干预提高了疗效，并继续指导新的康复策略的发展。本书介绍了3种基于技术的重要康复干预，符合神经可塑性的概念；还讨论了相关的临床应用结果。这些干预措施包括：①功能性电刺激疗法，这个方法能产生协调的肌肉收缩，使瘫痪患者可以进行功能性动作，并获得丰富的感觉反馈；②机器人辅助治疗，利用机器人对患者的运动进行辅助、阻抗或引导，从而增加运动强度，同时也能减轻治疗师的体力负担；③脑机接口，可以在康复过程中验证与运动相关的脑活动的存在。此外，本书提出了这3种技术的结合使用，以说明与自主运动神经康复相关的一些新方法。作者分享了他们在功能性电刺激疗法与脑机接口控制下，恢复伸手和抓握能力干预措施的开发和临床测试中所获得的实践经验。

### 关键词

脑卒中，脊髓损伤，神经康复，自主运动，功能性电刺激，机器人辅助治疗，脑机接口

### 致　谢

所有作者真挚地感谢 Milos R. Popovic 博士的指导和坚定的友谊支持，以及感谢 Lazar I. Jovanovic、Aaron Marquis 和 Chaim Katz 博士在开发和测试第六章描述的技术中所做出的贡献。

# 目 录

**第一章 脑卒中、脊髓损伤和神经康复** ·················· 1

 第一节 脑卒中 ·················· 2

 第二节 脊髓损伤 ·················· 4

 第三节 脑卒中及脊髓损伤后的康复 ·················· 5

 第四节 神经可塑性和基于神经可塑性的干预 ·················· 6

 第五节 脑卒中和脊髓损伤后自主运动康复的挑战 ·················· 9

**第二章 功能性电刺激治疗的深入研究** ·················· 11

 第一节 功能性电刺激治疗的历史 ·················· 11

 第二节 经皮功能性电刺激治疗系统 ·················· 12

 第三节 脑卒中康复与功能性电刺激治疗的应用 ·················· 13

 第四节 脊髓损伤（SCI）后的康复与功能性电刺激治疗的应用 ··· 20

 第五节 功能性电刺激在治疗脑卒中和脊髓损伤患者上肢功能障碍的经验 ·················· 24

 第六节 功能性电刺激治疗应用的局限性和禁忌证 ·················· 25

**第三章 机器人辅助康复** ·················· 27

 第一节 末端执行器机器人 ·················· 28

 第二节 外骨骼机器人 ·················· 36

 第三节 机器人辅助治疗的现状 ·················· 42

 第四节 机器人和功能性电刺激混合系统 ·················· 45

 第五节 总结 ·················· 49

## 第四章 脑机接口 ········· 51

- 第一节 定义 ········· 51
- 第二节 脑机接口的组成部分 ········· 52
- 第三节 脑机接口系统的其他分类 ········· 56
- 第四节 将大脑活动转化为控制信号 ········· 57
- 第五节 脑机接口实现的运动相关脑电图特征 ········· 57
- 第六节 脑机接口的应用 ········· 61

## 第五章 脑机接口与神经康复 ········· 67

- 第一节 脑机接口与神经康复的联系 ········· 67
- 第二节 脑机接口在神经康复中的应用 ········· 68
- 第三节 脑机接口在脑卒中后运动恢复的应用 ········· 69
- 第四节 脑机接口在脊髓损伤后运动功能恢复中的应用 ········· 81

## 第六章 脑机接口触发功能性电刺激治疗的实施 ········· 84

- 第一节 引言 ········· 84
- 第二节 利用脑机接口技术增强功能性电刺激治疗 ········· 85

## 第七章 总结 ········· 97

- 第一节 结语 ········· 97
- 第二节 对现状的反思 ········· 98
- 第三节 未来发展 ········· 98
- 第四节 脑机接口在神经康复中的作用 ········· 100
- 第五节 推荐阅读 ········· 102

## 参考文献 ········· 103

# 第一章　脑卒中、脊髓损伤和神经康复

对于那些因脑或脊髓创伤而导致的后天性神经系统疾病的人来说，康复为他们提供了恢复失去功能、提高独立性和改善生存质量（quality of life，QoL）的最好机会。随着医疗的进步，脑卒中和脊髓损伤（spinal cord injury，SCI）等疾病的死亡率显著降低，康复治疗变得更加重要。美国心脏和卒中协会指出脑卒中的死亡率大幅下降，将其视为20世纪最重要的成就之一[1]。SCI也有类似的趋势。这对医学界来说是个好消息。对于康复领域来说，这已经转化为更大的压力，需要在医疗保健系统的限制下进行高效且相对容易管理的研究和疗法开发。

随着医学其他领域的进步，康复护理在过去30年中也经历了巨大的变革。最明显的变化是，护理的重点已经实现了一种范式转变，从通过补偿来改善功能的护理，到以恢复生理功能为最终目标的护理。例如，教导一个脑卒中发作前，通常以右手为主的左侧大脑中动脉（middle cerebral artery，MCA）梗死的患者使用左手进行日常生活活动。

本章简要介绍了两种最具破坏性和改变生活的疾病脑卒中和脊髓损伤的流行病学、病理生理学和临床表现。后续章节将涵盖针对这一人群使用各种技术的康复领域的进展。我们选择关注脑卒中，基于世界卫生组织（WHO）已将其确定为第二大死因和第三大致残原因，并呼吁全球应对此问题[2]。至于包括脊髓损伤康复的动力在于，尽管其发病率和患病率较低，但对个人、家庭和社会造成了毁灭性的影响，并对医疗保健系统造成了巨大的经济影响。

# 第一节 脑卒中

## 一、定义和流行病学

脑卒中或脑血管意外（cerebrovascular accident，CVA）被定义为突发性非惊厥性局灶性神经功能缺损[3]。脑卒中是北美地区第三大死亡原因[4-6]，对于幸存者来说，其仍然是发病率和致残率最高的原因。美国每年大约有70万例新发的脑卒中病例，大约60万例为缺血性病变，约10万例为出血性病变（包括脑内出血和蛛网膜下腔出血），这些原因导致的死亡人数为17.5万。在加拿大，脑卒中仍是成年人致残的主要原因，有超过40万人受其影响[7]。到2038年，受脑卒中影响的加拿大人数预计将增加至65.4万~72.6万人[7]。

除身体缺陷和不良预后外，脑卒中还会造成多重影响，包括经济方面。根据Goeree等发表的一项研究，加拿大政府在国民卫生保健支出中约有3%的经费用于脑卒中，随着人口老龄化，这一比例在不久的将来可能还会增加[8]。2014—2015年，美国脑卒中相关成本接近460亿美元[9]。这个成本总数包括脑卒中相关的医疗服务费用、药品费用和劳动缺勤天数的费用。一项对经济卫生研究的综述显示，单个患者的费用范围为468美元~146 149美元，但研究中只有少数关注了出院后的费用。在所有脑卒中病例中，20%的患者在CVA事件后需要医疗护理和康复[4-6]。

## 二、脑卒中类型、病理生理及临床表现

根据病理学分类，脑卒中可分为缺血性或出血性。缺血性脑卒中是由脑血管阻塞（血栓或栓塞）和堵塞引起的，占所有脑卒中的80%[4-6]。因此，缺血性脑卒中也被称为血栓性或栓塞性脑卒中。由此产生的神经系统症状与受影响血管供应的大脑区域相对应。出血性脑卒中是由于血管破裂（脑内或蛛网膜下腔出血）引起的，占CVA的20%。

脑卒中后的表现与受影响的大脑区域密切相关。84%的缺血性脑卒中是由

于大脑中动脉（MCA）受累而发生的。MCA是供应额叶、颞叶和顶叶外侧区域的主要血管，包括初级运动皮层和面部、喉咙、手和手臂的感觉区域，以及在优势半球的语言区域。其他受累的血管可能是大脑前动脉或后动脉。多数缺血性脑卒中是突然发作的，神经功能缺陷几乎立即达到峰值。另外，出血性脑卒中的发展更缓慢，会持续几分钟或几小时，有时也可能需要数天。脑卒中的另一种表现是短暂性脑缺血发作（Transient Ischemic Attack，TIA）。在神经学上，TIA的破坏性较小，其特点是局灶性脑卒中综合征可在几分钟或多达1小时内完全和显著地逆转。

脑卒中后的临床表现既反映了其梗死或出血的部位，也反映了病灶部位的大小。偏瘫是脑血管疾病最典型的症状。然而，有相关的缺损表现却是各不相同。表1-1概述了基于损伤解剖位置的症状和体征[10]。

表1-1 脑卒中的临床表现

| 临床症状 | 损伤部位 | 受损脑叶 |
| --- | --- | --- |
| 单侧肢体无力（影响面部、上肢和下肢） | 内囊皮质脊髓束 | 多脑叶 |
| 单侧肢体无力（影响面部、上肢＞下肢） | 外侧运动皮质 | 额叶 |
| 单侧偏瘫（影响下肢和躯干） | 内侧运动皮质 | 额叶 |
| 失语症 | Broca区或Wernicke区 | 优势半球损伤：Broca区为额叶，Wernicke区为颞叶 |
| 视觉功能障碍 | 额叶眼动区 | 额叶 |
| 感觉功能障碍 | 非优势顶叶 | 非优势半球损伤：顶叶 |
| 视野缺损 | 枕叶皮质（PCA），视神经辐射（MCA） | PCA：枕叶，MCA：顶叶（下斜视），颞叶（上斜视）。大面积大脑中动脉梗死会引起半侧偏盲 |

注：PCA：大脑后动脉；MCA：大脑中动脉

## 第二节 脊髓损伤

### 一、定义和流行病学

根据病因，脊髓损伤可分为创伤性脊髓损伤（Traumatic Spinal Cord Injury，tSCI）和非创伤性脊髓损伤（Non-Traumatic Spinal Cord Injury，ntSCI）。当脊柱受到突然的创伤性冲击，危及脊柱或发生椎体骨折或脱位，从而导致脊髓损伤或受压时，就会发生 tSCI[11]。ntSCI 是指与肿瘤、感染或脊柱退行性变相关的脊髓压迫。ntSCI 的机制是，由于扩大的病变或进行性退化导致的脊髓逐渐受压（慢性脊髓损伤），且随着时间的推移压迫增加[12-14]。在美国，SCI 的年发病率约为 54/100 万例，即每年约有 17 730 例新发 SCI 病例[15]。据估计，美国脊髓损伤患者人数约为 29.1 万人，范围为 24.9 万~36.3 万人[16]。近年来 SCI 的平均年龄从 20 世纪 70 年代的 29 岁增加至 43 岁[17]。约 78% 的 SCI 新发病例为男性[17]。车祸是最常见的损伤原因，其次是跌倒损伤。不完全四肢瘫痪（如下所述）是最常见的神经系统损伤类型，47% 的创伤性脊髓损伤属于这一类型[17]。不完全截瘫和完全截瘫的发生率相同。不足 1% 的人在出院时可完全恢复神经功能。在加拿大，创伤性脊髓损伤（tSCI）的初始发病率约为每年 1785 例，出院发生率为 1389 例（41/100 万人）[18]。非创伤性脊髓损伤（ntSCI）每年的出院发生率为 2286 例（68/100 万）。加拿大脊髓损伤的每年患病率估计为 85 556 人（51% 为 tSCI，49% 为 ntSCI）[18]。

### 二、脊髓损伤类型、病理生理学及临床表现

脊髓损伤是根据损伤的程度和严重程度分类的。因此，脊髓损伤分为完全性损伤和不完全性损伤两大类。这种分类情况在创伤性损伤中更为明显。完全性脊髓损伤是指包括骶节 $S_4$~$S_5$ 在内的所有运动和感觉功能丧失。相比之下，不完全性损伤通常表现为在神经水平以下（包括骶节 $S_4$~$S_5$），还保留了一定的感觉或运动功能。根据损伤的严重程度，常用的脊髓损伤的分类方法是美国脊髓

损伤协会（AIS）[19]损伤分级。脊髓损伤分类也要考虑损伤的水平，即颈部、胸部、腰部或马尾损伤。通常情况下，损伤部位越高（即高位椎体损伤），神经缺损的症状越重。颈部水平的损伤可导致四肢瘫痪（即包括躯干在内的四肢均受累），而颈椎以下的损伤可导致截瘫（即躯干和下肢受累）。

最终，无论损伤的程度和严重程度如何，脊髓损伤均表现为运动和感觉缺陷，并伴有功能丧失。换句话说，脊髓损伤的不同程度都表现为一定程度的瘫痪，这是由于上运动神经元损伤所致。除运动和感觉缺陷之外，还有许多其他临床表现，包括最初的脊髓休克、体温控制障碍、呼吸障碍、痉挛、膀胱和肠道功能障碍、性功能障碍，以及继发并发症，如压疮、自主神经功能失调、体位性低血压、挛缩、深静脉血栓形成、骨质疏松症和创伤性疼痛。更多细节请参考Adams等的《神经学原理》[3]。

## 第三节　脑卒中及脊髓损伤后的康复

一旦患者病情稳定，即开始进行康复，最初的重点可能是预防继发性并发症出现。脑或脊髓损伤后康复的一般目标包括：①最大限度地提高日常生活活动的独立性，包括自我护理和活动能力；②协助患者接受一种新的生活方式，包括娱乐活动和住房选择的改变；③最后也是最重要的是帮助他们重新融入社会[20]。

多年来，脑卒中和脊髓损伤患者的康复治疗已经发展并正在经历范式转变。过去，康复专家关注的是如何最好、最快地让有功能缺陷的人恢复独立生活，即使这意味着教学补偿性策略。Levin等巧妙地定义了在不同运动执行水平上的补偿性变化与恢复之间的区别[21]。在活动层面，他们对康复的定义如下："活动层面的恢复要求执行任务时，使用与非残疾个体相同的末梢器官和关节及相同运动模式来执行。"该组研究人员将补偿性运动定义为，"在该层面上的代偿通常采用替代的形式，如果患者能够使用其他替代关节或末梢器官来完成任务，则可以注意到这种补偿性运动"[21]。作者提供了一个简单的例子来说明两种策略之间的差异：打开一罐食物不一定要用双手，使用一个未受影响的肢体和口同样可以，这就是补偿性策略[21]。随着对神经可塑性理解的增加，目标已经转向神经肌肉再训练和恢复失去的功能。在急性和亚急性治疗阶段，康复策略通常侧重于预防继发性并发症，以及促进神经恢复和功能最大化[20]。在慢性期，存在一种转向补偿性或辅助性方法的转变。由于患者的临床表现各异、康复干预措施缺乏标准化、治疗剂量和结果测量缺乏标准、患者人群异质性，以及还存在自发恢复和缺乏明确的最佳实践指南，因此，很难界定脑卒中和脊髓损伤患者的最佳管理策略[22]。临床医生和研究人员已经系统地编写了临床护理指南，供临床一线医师遵循，其涵盖了脑卒中和脊髓损伤领域[23,24]。我们鼓励感兴趣的读者参考这些指南以了解当前的临床最佳实践。

## 第四节　神经可塑性和基于神经可塑性的干预

大脑的功能取决于功能性神经元连接的数量，而新的学习能力取决于大脑形成新的功能连接的能力。可塑性现象是学习和损伤修复的基础。大脑皮质地图可以通过感官输入、经验和学习来修改。皮质表征区可能在日常生活经历中对重复刺激、运动模式和认知任务的反应中发生连续的短暂变化。Cramer等将神经可塑性定义为"神经系统通过重组其结构、功能和连接来对内在或外在刺激做出反应的能力"[25]。通过在人类研究中引入非侵入性技术，包括正电子发射断层扫描（positron emission tomography，PET）、经颅磁刺激（transcranial magnetic stimulation，TMS）和功能性磁共振成像（functional magnetic resonance imaging，fMRI），对介导神经可塑性的神经生理机制获得了一定的了解。

对于上运动神经元损伤，神经可塑性在脑卒中后运动恢复方面得到了广泛的研究[25]。脑卒中后运动功能的恢复是由神经系统内不同水平的神经可塑性促进的。神经突触和神经回路会因为活动而改变。大脑尤其是大脑皮质，在学习的过程中或在接受丰富的环境刺激的响应下具有改变其结构并因此改变其功能的能力。类似的可塑性机制在不同形式的中枢神经系统损伤（包括脊髓损伤）中已被观察到，这表明可塑性与发育一样，在许多情况下使用有限的事件选择。另一个被广泛讨论的与神经可塑性相关的概念是可塑性增强的时机。一般来说，在损伤后早期（损伤后的前6~12个月内）按照神经可塑性原则进行的高强度康复会产生更好的结果。然而，也有新的证据表明，在损伤后的慢性阶段，高强度的特定任务训练是有益的。

神经康复技术利用了中枢神经系统的这种可塑性。Kleim 和 Jones 已经确定了经验依赖可塑性的 10 个原则，可能需要在康复过程中整合这些原则[26]。这些原则包括以下内容：①利用或丧失原则：未对特定大脑功能进行训练可能导致功能退化；②利用并改善原则：针对特定大脑功能的训练可以提高该功能；③特异性原则：训练经历的性质决定了可塑性的性质；④重复重要性原则：诱发可塑性需要充分的重复；⑤强度重要性原则：诱发可塑性需要足够的训练强度；⑥时间重要性原则：不同形式的可塑性发生在训练的不同时间；⑦显著重要性原则：训练经历必须足够显著，才能诱发可塑性；⑧年龄重要性原则：训练诱发的可塑性在年轻大脑中更容易发生；⑨转移原则：对一种训练经历的可塑性可以增强类似行为的获得；⑩干扰原则：对一种经历的可塑性可能干扰其他行为的获得。更多详情请参考 Kleim 和 Jones 等的文章[26]。

尽管神经可塑性在中枢神经系统中发生在不同的水平，但增强神经可塑性效果的一个关键组成部分是以功能性的方式反复参与整个传出-传入回路。在神经可塑性的前提下开发的干预措施，已经在临床实践中使用或者迅速引起临床医生的关注，包括限制性运动诱导疗法、基于活动的疗法、功能性电刺激疗法（Functional Electrical Stimulation Therapy，FEST）和机器人辅助疗法。所有这些干预措施的目的是在执行重复的任务特异性活动时参与整个神经回路。下面，我们将介绍 FEST 和机器人辅助疗法，这两者在后面的章节中也会详细论述。

## 一、功能性电刺激疗法

如前文所述，一种基于神经可塑性的重要干预手段是功能性电刺激疗法（FEST）[27]。在这种康复方法中，患者用他们受损的肢体练习不同的任务。任务根据每个人的目标和能力来选择，并在整个治疗过程中进行调整，以适应运动能力的所有变化。在每一个时刻，练习的动作都是由治疗师通过电脉冲产生的肌肉收缩同时辅助的[28,29]。肌肉的选择要经过仔细的考量，以确保当它们在电刺激的作用下收缩时，能够产生正在练习的动作。在典型的FEST疗程中，患者可以练习几个任务，每个任务重复多次。FEST干预通常需要多个疗程，每周进行数次，持续数月时间[30]。

根据所练习的动作，电刺激通过一个或多个刺激通道传递。每个通道由两个引线（即阳极和阴极）组成，通常可以刺激一块肌肉[27]。因此，多通道使得产生复杂的运动（如伸手和抓握）成为可能。这种刺激通常通过放置在皮肤上的电极来实现，但也有侵入性的方法。

FEST已经成功地改善了脑卒中或脊髓损伤患者的自主运动，包括那些运动受限严重或完全丧失运动能力的患者（即通常无法参与运动康复的患者）。人们认为FEST的功效在于其促进了神经可塑性的改变，这是由于下行运动指令（即产生运动时的传出神经活动）和相应的体感反馈（即感觉性的传入神经活动），这些都是由电刺激引起的肌肉收缩所产生的[31]。FEST的详细内容将在第二章中详述。

## 二、机器人辅助治疗

康复领域的另一个重要发展是机器人系统的整合，这导致了常提及的机器人辅助疗法的出现。机器人可以协助上肢和下肢运动。例如，它们可以融入伸手和抓握的康复中，这涉及肩部、肘部和手部的活动，以及针对恢复行走能力的治疗，需要涉及髋部、膝盖和踝部的活动。通过对肢体末端（如手或足）施加力量，可以实现机器人协助的运动，或机器人可以采取外骨骼的形式，在多个关节周围施加力量。

机器人系统有多种操作模式,可以与截瘫或瘫痪的肢体进行交互。在康复的背景下,它们可以协助或阻抗运动,并限制运动中的肢体轨迹。它们还可以提供抗重力协助,并可为截瘫或脑卒中后半身瘫痪的患者提供一侧手或下肢的运动便利,或为脊髓损伤患者提供双侧身体肢体的运动便利。

除了产生运动外,机器人还可以使用其内置传感器记录运动学和动力学信息,并在整个干预过程中提供定量信息。这些数据可以为指导治疗提供额外的维度,并可以作为重要的研究工具。使用相同的传感系统,一些机器人还可以集成交互式视觉反馈,以视频游戏的形式呈现,可以提供指导和用户参与。

机器人辅助治疗有可能通过增加治疗强度来加快康复。在康复的背景下,强度可以用多种方式定义,包括在练习中重复一项任务的次数或在一段时间内进行的训练次数(如1周)。更重要的是,这两个定义都在经验依赖可塑性原则中被列为促进神经可塑性的因素(在前一节中已描述)。机器人提供的帮助也可以减轻治疗师的体力负担,增强这些系统提供康复服务的潜力(例如,增加治疗师可以服务的患者数量)。对机器人辅助治疗感兴趣的读者请阅读第三章。

## 第五节　脑卒中和脊髓损伤后自主运动康复的挑战

尽管神经康复取得了令人瞩目的进展,但仍需要改进康复策略[32]。据报道,超过40%的患者在脑卒中后数年的日常生活活动中需要帮助[33]。很多不同年龄段的脑卒中患者在康复后仍然会经历终身的损伤影响[34-36]。同样,脊髓损伤对运动功能的影响会伴随终身。此外,随着人口老龄化加剧,脑卒中病例数仍会增加[37]。

脑机接口(brain–computer interfaces,BCI)是脑卒中后康复的创新之一。这项技术可以从人体大脑中检测到执行运动的意图,为确保传出神经活动存在于最高水平（即皮质）提供了独特的机会，即使在能力严重受损或丧失的个体中也是如此。这种能力直接支持一些以神经可塑性为指导的神经康复策略。因此，在过去10年中，人们对探索BCI技术作为促进神经可塑性并可能增强康复能力、恢复自主运动能力工具的兴趣呈指数级增长。从第四章开始，我们将介绍BCI作为脑卒中和脊髓损伤后自主运动神经康复工具的使用情况。

# 第二章　功能性电刺激治疗的深入研究

## 第一节　功能性电刺激治疗的历史

使用电流来操纵人体组织的历史可以追溯到几十年前。自从 1792 年 Galvani 证明活体组织对电流有反应以来，电流在生物组织中的应用一直是许多科学家关注的问题[38]。在其众多的医学用途中，功能性电刺激疗法（FEST）是其中一种形式，它通常被定义为以康复为目的对可自主控制的神经肌肉单元进行的刺激[38]。功能性电刺激（functional electrical stimulation，FES）还可以定义为对可激发组织进行系统和协调的电流应用，以补充或替代在神经功能障碍的个体中丧失的功能。FES 可以恢复感觉和运动功能[39]。听觉和视觉神经假体是恢复感觉系统功能的 FES 的例子。用于抓握和行走的神经假体是替代运动功能的 FES 系统的例子；通过适当刺激多个肌肉，可产生功能性肢体运动[39]。其概念是使用放置在神经支配纤维上或附近的电极通过电激活完整的下运动神经元来提供功能恢复。适当的电刺激可以引发神经纤维内的动作电位，并且肌肉收缩的强度可以通过改变刺激参数来调节。

20 世纪 60 年代，FES 首次应用于脑卒中后的步态训练[40]。Liberson 等刺激偏瘫患者的踝关节背屈肌，使其与步态同步，以治疗足下垂[40]。这个成功的应用产生了许多研究项目，这些项目从根本上扩展到新的领域，并将一项新技术应用于康复。其中一个范例是将其用作矫形器，患者在需要时佩戴并在任务完成后取下。与此同时，Liberson、Long 和 Masciarelli[41] 开发了第一个 FES 手部矫形器，它被设计成一个单通道设备，使患者能够控制手部张开和腕关节伸展。当时，人们已经意识到该技术具有 2 个潜在的应用领域[38]：①作为一种神经假肢，用于恢复失去的功能；②作为重新训练失去的功能的短期治疗设备。

自 Liberson 等发明 FES 技术以来，该技术经过了大量的研究和改进。由于它能恢复功能及改善神经系统损伤或疾病后遗症患者的生存质量（QoL），因此在康复专家中获得了广泛认可。用于替代失去功能的神经假体主要采用植入式装置的形式。在功能无法恢复的人群中，这种选择备受吸引。假体可以通过刺激脊髓[42]、神经[43]或肌肉[44]等多种方式实施。鉴于治疗的侵入性和其他已知的局限性，这种应用并没有得到康复专业人士的太多关注。另外，用于恢复脑卒中或脊髓损伤后的上肢和下肢运动功能的短期治疗性功能性电刺激（即 FEST），正在成为许多康复医院和诊所的康复工具之一。

## 第二节　经皮功能性电刺激治疗系统

经皮 FES 刺激器是一种非侵入性设备，其组件可分为硬件和软件两部分。

### 一、功能性电刺激系统硬件

FES 系统硬件由 3 个部分组成：①电刺激器；②用于传递刺激的电极；③用户界面。电刺激器通常是一个多通道刺激器，可能有 2~8 个刺激通道；更多的通道可以实现对多个肌肉或肌肉群的同时刺激。用于经皮刺激的电极通常是自粘性碳电极。另外，也可以使用胶布固定的表面电极。不同的刺激器具有不同类型的用户界面。按钮、肌电图（electromyography，EMG）/生物反馈传感器和滑动电位器都可用于控制神经假肢系统的设备。

### 二、功能性电刺激系统软件

FES 系统的软件允许用户选定/更改所有刺激参数。根据不同刺激器，可以更改的参数包括刺激频率、强度范围（即最小和最大值）、脉冲宽度（即持续时间）、渐进时间、与其他刺激的同步、目标重复次数和与用户的交互。刺激频率（即传递刺激脉冲的速度）影响肌肉收缩的强度和质量。产生四肢强直性收缩最低需要 16~20 Hz 的刺激频率[45]。然而，通常需要 40 Hz 的脉冲频率。较高的脉冲频率产生更强的四肢强直收缩，但也可能导致更快的肌肉疲劳[27]。脉冲幅度/强度指的是刺激的大小，它直接影响对刺激作出反应的神经纤维类型，靠近刺激电极的大型纤维首先被激活[27]。脉冲持续时间（脉冲宽度）指的是刺激脉冲存在的时间。渐进功能通过将脉宽从选定的最小值逐渐延长到选定的最大值来逐步增加电荷的大小。

通常，在进行功能性电刺激疗法之前，会以 40 Hz 频率和 300 μs 脉冲宽度，或使用疗程中将要使用的刺激参数来评估感觉、运动、功能和最大强度。

## 第三节　脑卒中康复与功能性电刺激治疗的应用

《加拿大脑卒中最佳实践建议》指出："康复过程为脑卒中患者提供了最佳恢复机会"[46]。康复可定义为"一个渐进性、动态、以目标为导向的过程，旨在使患者恢复到卒中前的身体和社会功能水平，并可在患者医疗稳定后立即开始"[46]。某些强有力的证据表明，有组织的跨专业间护理提供的机构化住院、门诊和社区康复服务，可以降低死亡率和住院风险。这种康复模式还能促进康复和独立能力的提高[47-50]。康复的定义还与脑卒中的初发严重程度、个体进展及参与治疗的可行性等因素有关[46]。随着成本控制和医疗质量记录要求的加强，对于提供急性期后康复护理的压力会增加。系统性的研究证据可以指导康复服务向更高质量、更有效和更经济的护理方向发展。然而，并非所有条件和康复设置的证据发展都同样充分。更明确地界定有效性的证据将有助于确定某些急性期后康复服务是否比其他替代方案具有更好的结果。随后，决策者、卫生保健管理人员和临床医生在决定提供康复服务以帮助患者获得功能自主和改善生存质量时可能会得到更好的信息。同一建议还指出："应对所有急性脑卒中患者进行评估，以确定严重程度和早期康复需求"[51]。此外，他们还指出，最好在患者入院后的 48 小时内开始进行初始筛查和评估，并尽快接受康复治疗。虽然有许多方式被用来重新训练功能，但我们继续在寻求更有效地解决缺陷和恢复独立性的最佳实践和治疗策略。在这种探索中，功能性电刺激受到了极大的关注。FES 已被研究作为现有治疗的辅助治疗方法，以及与新的康复模式相结合的治疗手段。

## 一、脑卒中患者的下肢功能及功能性电刺激治疗的作用

在下肢方面，FES 已被用于减少痉挛和改善肌肉力量及行走能力。然而，几乎所有脑卒中患者下肢 FEST 的最终目标都是为了改善步态。加拿大康复指南建议患者应参加有意义、逐步自适应、强度大、有特定任务和以目标为导向的训练，以改善行动能力。

多年来，FES 一直被用于治疗脑卒中患者的步态障碍。在最基本的形式中，经皮的双通道 FES 设备用于刺激踝关节背屈肌，以纠正足下垂。然而，这些单通道或双通道 FES 设备仅刺激踝关节背屈动作，因此，未能改善膝关节和髋关节的步态障碍。腓总神经刺激器（peroneal nerve stimulator，PNS）针对摆动阶段的背屈运动，使用多通道刺激器可以解决髋关节、膝关节和踝关节周围的缺陷。根据文献，PNS 刺激器在改善步态方面的疗效有限。在 Shefflar 等进行的一项随机对照试验中，作者比较了经皮 PNS 与常规护理对慢性脑卒中患者的下肢运动障碍、活动限制和生存质量的运动重新学习效应，发现 PNS 在慢性脑卒中患者中并不优于常规护理[52]。在 Maira Jaqueline da Cunha 等最近进行的一项综述中，作者报道了一项荟萃分析结果，揭示 FES 应用于瘫痪的腓总神经时对步速的正面效应存在低质量的证据[53]。

相比之下，多通道刺激（四通道刺激）的效果显示出对慢性脑卒中患者的积极影响。Stanic 等的研究表明[54]，每天给予多通道的 FEST 10~60 分钟，每周 3 次，持续 1 个月，可改善偏瘫患者的步态表现。Bogataj 等[55] 应用多通道 FES 激活了 20 例慢性偏瘫患者的下肢肌肉。经过 1~3 周的治疗（每周 5 天，每天 1 次）后，不能行走的受试者能够再次行走。因此，多通道和传统的 FEST 对受影

响的下肢有积极作用已在一些研究中得到证实[54-57]。最近的研究开始关注如何将FEST与传统的康复策略、机器人和虚拟治疗相结合使用。另一个较新的概念是FastFES，患者在跑步机以最快速度行走，通过刺激踝关节的肌肉，即足背屈肌和足背伸肌来提供帮助[58,59]。总之，在各种随机对照试验（RCT）中，FEST作为一种训练方式，在身体功能和活动水平上的治疗效果已经得到证实。然而，当与没有纳入FES的治疗相比较，尚不能得出关于FEST优越性的明确结论[60]。下面将介绍由美国食品药品管理局（FDA）批准的商用经皮FES设备。

（一）Odstock

Odstock足下垂刺激器（ODFS）是英国临床使用最广泛的FES系统之一。该设备由一个单通道脚踏开关触发的刺激器组成，旨在通过刺激腓总神经引起足部背屈。刺激器使用经皮刺激电极，并调整刺激的时机，以避免产生牵张反射及防止拍打足部。多项研究报道了使用ODFS的积极训练效果[61,62]，即在脑卒中患者[63]和运动功能不全的脊髓损伤患者[64]中，其步行速度显著提高和步行负担降低。该设备的最新版本是英国Odstock Medical Ltd的ODFS Pace®（图2-1）。

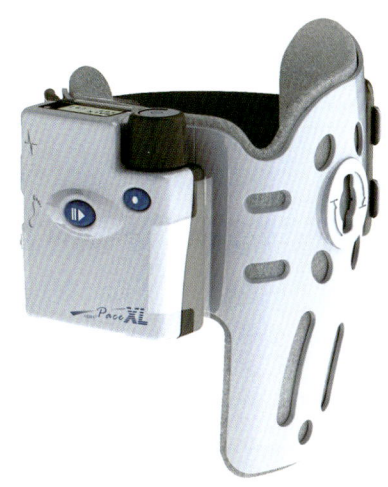

图2-1　ODFS Pace®带有腿部袖套（https://www.odstockmedical.com）

## （二）NESS L300

NESS L300 在步行摆动期间向腓总神经提供电脉冲，使踝关节背屈以防止足下垂（图 2-2）。该系统由 3 个主要组件组成，通过无线电频率信号进行通信。①混合矫形器：具有集成的刺激单元和电极。一个电极位于腓总神经上，位置在腓骨头的后方和远端，第二个电极位于胫骨前肌上以实现轻微外翻的背屈运动。在装配过程中可以通过调整电极的位置进一步调整运动范围；②步态传感器：可以使用力敏电阻器来检测足底的力量；③微型控制单元：该矫形器确保用户的肢体与电极之间的接触，并且可以重复放置电极 [65]。

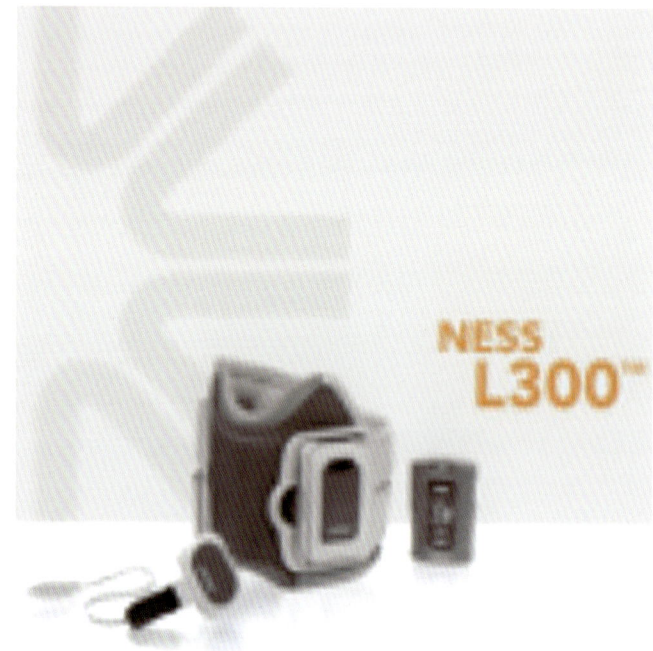

图 2-2　NESS L300（https://www.bioness.com）

## （三）WalkAide 足下垂刺激器

WalkAide 由一个单通道刺激器组成，安装在适合于小腿和腓骨上部的袖套上（图 2-3）。两个圆形的水凝胶电极（直径 3.2 cm）用尼龙扣粘贴在袖套内侧。主动电极通常位于腓骨头远端和背侧的腓总神经，而非主动电极则放在胫骨前肌腹。电极的精确定位通常能使踝关节充分运动，平衡外翻和内翻。为了将刺激与步态周期的摆动阶段同步，WalkAide 使用倾角传感器或足跟传感器。研究表明，Walk Aide 对脑卒中患者的行走速度有积极作用[66]。

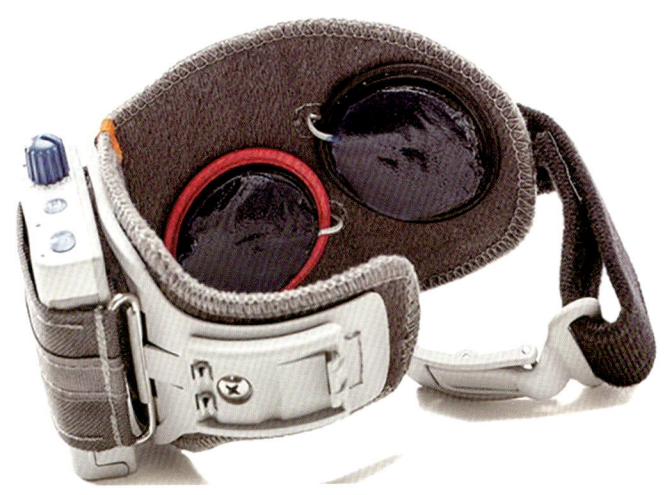

图 2-3　WalkAide（https://acplus.com/walkaide）

## 二、脑卒中患者的上肢功能及功能性电刺激治疗的作用

早在 1978 年，就有文献讨论了 FEST 对恢复上肢功能的治疗效果。在 Vodovnik 等发表的一项研究中提到，电刺激可以促进功能性运动的出现，这是 FES 的主要作用之一[67]。然而，直到 1992 年，经皮 FES 仍然局限于刺激前臂肌肉，以促进手张开，尽管使用高分辨率表面电极进行经皮刺激可以获得很高的特异性[68]。接下来的 10 年里，这个领域的硬件研发呈指数级增长，到 2002 年，已经有各种各样的 FES 握持系统可用，有些是商用产品，有些则是作为研究设备。在过去的 20 年里，FES 受到了临床和生物医学工程师的极大关注，使该技术得到了极大的完善，应用也更加复杂。过去 10~15 年中发展的治疗性 FES（即 FEST）基于以任务特异性为目标的活动疗法理念，旨在完成反复的特定训练。FEST 与其他康复疗法（如镜像疗法、虚拟疗法、机器人辅助疗法、远程监督治

疗等）相结合。文献中已发表了几篇与肌电刺激改善日常生活活动相关疗效的综述文章。这些文章在疗效方面提供了相互矛盾的证据，但大多认为，在急性康复过程中应用FEST的效果比传统治疗更好。

文献中最常讨论的系统包括Freehand系统、NEC FES Mate系统、NESS H200、Bionic Glove、ETHZ-ParaCare神经假体系统、Rebersek和Vodovnik开发的系统、Belgrade抓握-伸展系统和Compex Motion刺激器。除NESS H200和Compex Motion刺激器，这些系统都是主要针对脊髓损伤患者设计和研究的。Xcite是另一种多通道FES刺激器，它是一个便携式系统，具有易于设置的预编程活动库，通过高达12个刺激通道提供序列刺激[51]，并且用于脑卒中和脊髓损伤后的康复。Compex Motion模拟器是一种4通道经皮FES设备，可以完全编程，并允许根据患者个体能力设计刺激方案。该刺激器已广泛应用于研究中，甚至对慢性和严重受损的脑卒中患者也有积极的效果[69,70]；但是，这只是一种用于研究的刺激器，已不再广泛使用。

到目前为止，经FDA批准并设计用于脑卒中患者的经皮FES设备只有Handmaster或神经肌肉电刺激系统（NESS）H200和MyndMove。

（一）NESS H200

NESS H200是Roger Nathan及其在以色列本-古里安大学的团队发明的一种3通道经皮FES设备，其由刺激器和前臂夹板两部分组成。设备的控制是通过患者激活的按钮进行的（图2-4）。刺激器产生的电脉冲通过被前臂夹板保持在特定位置的水合海绵表面电极传送到目标肌肉。该设备经过编程，可执行3个运动模式和2个功能模式。运动模式提供重复刺激，帮助患者增加肌肉力量。另外，功能模式则帮助患者完成关键握持和掌部握持，从而帮助他们执行日常生活活动[71]。

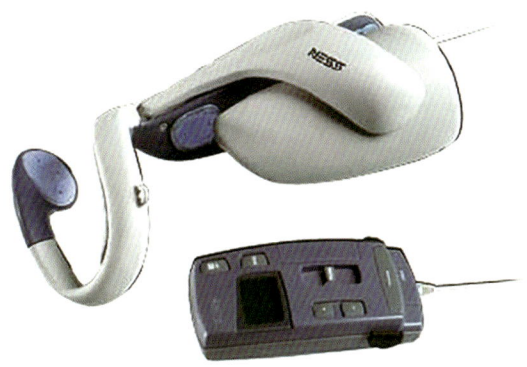

图 2-4　NESS H200

（二）MyndMove

MyndMove 刺激器是一种非侵入性的 FES 设备，使用短时间、低能量电脉冲来诱导肌肉收缩（图 2-5）。该设备提供了一整套专门为 MyndMove 治疗设计的方案，以解决上肢近端和远端损伤。在一个方案中，最多可以刺激 8 个肌群。在 30 个方案中，17 个用于脑卒中患者，13 个用于脊髓损伤患者，可提供一整套抓握和伸展运动，这些运动被分解为子运动，可以由治疗师或患者使用手或脚开关启动。设备上的解剖图示为不同方案的电极定位提供了便利，该图示指出了特定肌肉群上电极放置的理想位置。幅度根据各个方案的要求可以进行调整[72]。

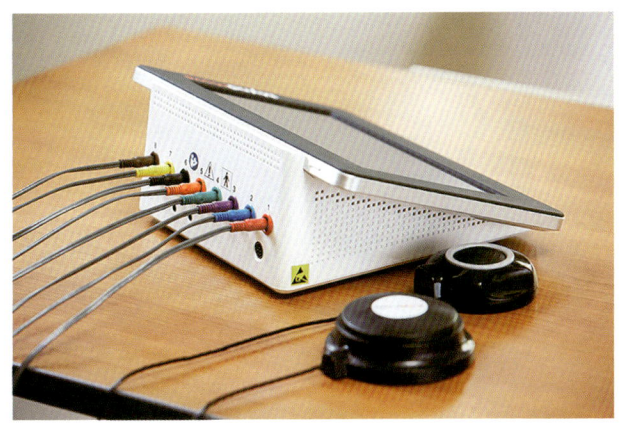

图 2-5　MyndMove

在实验室中，研究者已经使用 4 通道经皮 Compex Motion 刺激器通过 FEST 重新训练急性和慢性脑卒中患者的伸手和抓握功能。通常使用 2 个通道帮助肩部和肘部的近端运动，另外 2 个通道用于辅助手张开。脑卒中患者通常都有臂部屈曲的协同作用，手指屈曲占较大比例，因此在这一患者群体中通常无法通过 FES 引起手部闭合。虽然没有进行过关于最佳治疗剂量的系统研究，但研究者发现，必须进行至少 20 次 FEST 治疗才能看到功能评估结果的改变，需要 40 次治疗才能看到功能状况的改善。

## 第四节　脊髓损伤（SCI）后的康复与功能性电刺激治疗的应用

脊髓损伤后的康复是一个漫长的过程，目的是根据损伤的程度和范围允许最大程度上恢复患者的独立性。颈椎损伤的患者通常面临双上肢和双下肢瘫痪，尽管四肢的受累程度可能不同，其中一个或多个肢体可能比其他肢体受损更严重。在颈椎损伤的患者中，恢复上肢功能有助于恢复日常生活的独立性，如进食、梳洗、沐浴、如厕，以及与行动相关的活动，如借助轮椅行动[73]。脊髓损伤患者可能需要护理人员的全面协助，或者在日常生活、社交、娱乐和工作等相关活动中恢复部分功能[74]。因此，与恢复膀胱和肠功能、痉挛、疼痛和性功能相比，恢复上肢功能在脊髓损伤的个体中更为重要[75]。随着医疗水平的提升，脊髓损伤后患者的预期寿命显著增加。鉴于康复仍是恢复丧失功能的主要治疗方法，研究人员正在努力开发可以优化康复的技术。目前研究的各种模式中，FEST 也得到了极大的关注。侵入性和非侵入性 FES 刺激器都被研究用来恢复功能。侵入性刺激器旨在通过硬膜外、肌膜或表面电极来刺激脊髓或靶神经和肌肉。然而，迄今为止，大多数这种设备仍然是研究工具，很少被临床采用。相比之下，经皮刺激器作为一种矫形器和神经调节治疗设备，已经获得了更高的接受度。

对四肢瘫痪患者的整体管理通常着重进行对上肢的护理和康复，因为上肢在保持和最大程度发挥独立性方面非常重要。这包括广泛练习与日常生活活动相关的动作（即功能强化训练）、使用矫形器提供支撑和稳定性及手术治疗。上肢的功能性治疗通常从保守方法开始，然后是 FES 和手术干预（如果适用）[76]。尽管脊髓损伤后下肢康复的重点是恢复步态，无论是否可进行功能性步行，这些干预措施通过保持心血管、肌肉、骨骼和皮肤健康有助于防治继发性并发症。反过来，这些并发症的缓解可能会减少经济负担，并促进患者积极参与社会活动[51]。

传统的治疗策略用于脊髓损伤后的功能再训练，在很大程度上是由损伤的程度所决定的。功能目标也同样基于恢复潜力而确定。在完全性脊髓损伤中，康复的重点是教授代偿性策略，以帮助患者尽可能多地恢复自主性，并减轻因缺乏运动而导致的并发症。在这些患者中，替代丧失功能的植入式 FES 矫形器得到了极大的关注，但考虑到一些注意事项，这些治疗大部分仍然基于研究。另外，在不完全性脊髓损伤中，传统的康复工具包括由帮助增强受损部位水平以下区域的力量和功能的治疗组成。这种传统形式的工具包括：①强调神经发育治疗方法的肌肉促进运动；②特定任务的重复功能性训练；③加强和运动控制训练，使用阻力来增加手臂或腿部运动的力量；④伸展运动；⑤主要用于肌肉强化的电刺激；⑥日常生活活动（activities of dailyliving，ADL）的练习，包括适当情况下使用上肢、在平行杆内或使用步行辅助器的步态训练；⑦护理人员培训。这可能会通过配合跑步机训练、FES 骑行、机器人疗法、虚拟疗法、触觉等进行辅助治疗。尽管我们在改善脊髓损伤后的预后方面取得了重大进展，但仍有很多工作要做，以进一步促成这些成果。经皮 FES 在临床护理中正加以使用，并继续进行探索和改进，以最大程度地发挥其在脊髓损伤后的治疗作用。

## 一、脊髓损伤患者下肢功能及功能性电刺激治疗的作用

下肢康复的目标因受伤部位而异。对于颈椎受伤的人，下肢康复可能主要是通过关节运动练习以防止肌肉紧张而干扰轮椅移动，并防止压疮的发生。该类别的一些患者可以使用矫形器和可植入式或经皮功能性电刺激（FES）装置与

站立架进行生理性站立训练。这种治疗的目的可能是预防与缺乏活动有关的继发性并发症。对于胸部受伤的患者来说，目标可能与上述类似，特别是对于有高位胸椎损伤的患者。对于下胸椎受伤者而言，这些目标可能会延伸到进行短暂的日常活动的功能性站立，并且某些患者可能使用矫形器和助行器或使用 FES 和助行器进行室内行走。借助各种支架和辅助器材进行站立和地面步行训练是常规康复的重要组成部分[77,78]，特别是对于椎体下部的损伤者。对于通过训练以恢复独立行走的患者，越来越强调以体重支撑跑步机或悬挂式安全带支架的帮助下，提供特定任务的功能运动训练。在促进或增强步态康复策略的技术应用方面也有积极进展。例如，使用机器人设备进行跑步机步态再训练[79,80]、使用微刺激器激活瘫痪肌肉[81]、采用硬膜外脊髓刺激与强化治疗相结合[82]，以及使用经皮功能性电刺激与以上所述的传统疗法或技术疗法结合，旨在恢复丧失的功能[30]。在实验室或临床实践中将 FES 与其他技术相结合进行的研究，在训练效果方面有着支持性的结果[83,84]。在脊髓损伤下肢康复患者中使用经皮刺激方式的 FES 设备包括以下系统。

## （一）混合式 FES 系统

由 Andrews 等开发，由拐杖手柄上的传感器、脊柱支架或足踝矫形器的脚踝 - 足部组成。角度传感器和力敏电阻用于确定步态相位，并相应地确定刺激时间[85]。

## （二）混合辅助系统（HAS）

混合辅助系统是 FES 和人工反射控制的自适应模块矫形器的组合。它是一种严重残疾的患者恢复步态的外部神经康复系统[86]。

## （三）带 FES 的往复步态矫形器（RGO）

与 RGO 结合使用的 FES 使用 Loewenstein 改进的 Mark 1 刺激器。该刺激器包含用于锻炼、站立和行走的 3 个不同操作程序。2 个外部开关提供手动指令。这些开关连接到助行器的每个手柄上，用于起立、坐下和行走程序。小型刺激器可以附在受试者的腰带或助行器上[87]。

## （四）Parastep 系统

该系统由 1 个微处理器控制的六通道刺激器、表面电极和 1 个改良的步行器组成，旨在让截瘫者能够站立和短距离行走。有人强调该系统是"轮椅的替代选择，而不是替代物[88]"。

## （五）Compex Motion 刺激器

用于重新训练下肢功能的 Compex Motion 刺激器采用表面自粘刺激电极，固定在下肢肌肉上（即股四头肌、腘绳肌、踝背屈肌和踝关节屈伸肌）[30]。通常使用 2 个刺激器以使双侧下肢得到刺激（图 2-6）。电极通常放置在受试者的皮肤上，与 FES 的目标肌肉相对应。刺激信号为平衡、双相和脉宽调制，采用恒定电流调节。刺激脉冲幅度范围为 8~125 mA（取决于受试者和肌肉），脉宽范围为 0~300 μs，根据步态相位调节刺激强度。通常使用 40 Hz 的脉冲频率[30]。

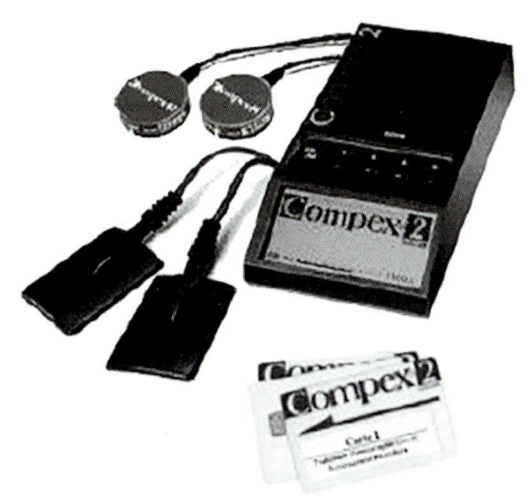

图 2-6　Compex Motion 刺激器

# 二、脊髓损伤患者上肢功能及功能性电刺激治疗的作用

对于四肢瘫痪患者上肢管理尽管有临床指南 [ 脊髓医学协会（Consortium for Spinal Cord Medicine）]，但仍缺乏共识[265,266]。主要原因是脊髓损伤后四肢可用

功能存在差异[89]。认识和理解脊髓损伤的多样性至关重要,因为这使得为每个患者提供个性化的治疗成为可能。同时,还为获取患者对干预措施有效性和实用性的看法提供了机会[24]。虽然传统治疗可以根据患者个体功能进行一定程度的个性化调整,但对于功能严重受损或处于松弛性脊髓休克状态的急性期患者,传统治疗促进神经肌肉单元的运动能力是有限的。FEST可克服这种局限性,通过刺激,我们能够让整个神经回路参与功能运动,且能够从患者医学稳定状态下开始康复治疗。植入式FES设备要求患者的功能达到一定水平后才能使用,而经皮FES设备可从第1天便可开始使用。由于这些设备的多功能性,刺激方案可以根据患者的需求在整个康复过程中进行修改和个性化调整。

在关于脊髓损伤患者研究的FES设备中,除了Freehand[90]和NEC FES Mate系统外,所有其他用于抓握的神经假肢均采用经皮刺激电极的FES系统。NESS H200[91]、Bionic glove[92]及Rebersek和Vodovnik[93]开发的系统都是经皮刺激装置,可以使患者在FES的帮助下进行手部开合运动,唯一的区别是Bionic glove几乎只为脊髓损伤患者个体化开发,并增强了这些患者的拇指对称被动抓握功能。Belgrade Grasping系统[94]不仅能够产生抓握功能,还能够通过刺激肱三头肌而实现伸手动作。Compex Motion刺激器可根据受伤程度、范围及患者的目标来安排个性化的编程[95,96]。MyndMove仍然是FDA批准的最先进的经皮刺激器,带有8个刺激通道和13个预编程的刺激方案,可用于近端和远端的上肢康复训练及组合训练,可以使整个上肢进行更复杂的功能运动。

## 第五节 功能性电刺激在治疗脑卒中和脊髓损伤患者上肢功能障碍的经验

实验室中使用FEST已有20多年历史,用于训练脑卒中和脊髓损伤患者的功能恢复。我们使用一种四通道全程可编程的经皮刺激器。用于上肢康复的刺激参数频率为40 Hz,脉冲宽度为250~400 μs,强度为5~40 mA。到目前为止,已约有150例脊髓损伤患者和50例脑卒中患者使用经皮FEST进行治疗，范围从试点临床试验到随机对照试验。研究涉及不同程度的残障患者，覆盖整个护理过程。在所有临床试验中，进行了40个治疗疗程，每周5个疗程（每天1个疗程）或至少每周3个疗程（每天1个疗程）。我们的治疗策略是在使用实物执行功能性的日常任务时使用FES，并在治疗师认为合适的情况下与常规治疗策略相结合使用。

我们在FEST疗程中遵循的一般原则（借鉴自Kapadia等[97]）：①确定要训练的功能；②选择要重新训练的任务顺序；③为每项任务确定要刺激的肌肉；④首先确定最佳的电极定位；⑤在确定的肌肉运动点上使用自粘性电极；⑥识别并记录不同的刺激阈值；⑦向患者解释开启FES时可能出现的情况；⑧打开刺激器，将所有肌肉的电流强度调整到之前确定的水平；⑨指导患者积极尝试并执行预期的动作，一旦患者试图将其主动努力与FES叠加时触发刺激；⑩重复这个方案10~15次；⑪当患者要求休息和（或）出现肌肉疲劳时，应给予休息时间；⑫治疗结束后，关闭刺激器，取下电极，检查该部位的皮肤是否有红肿。

我们在治疗脑卒中和脊髓损伤患者方面取得了非常有前景的结果[29,35,69,70,95,96,98]，广泛开展的研究已经促成了商业经皮FES系统的开发，现在已在北美的几个诊所和康复医院中使用。

## 第六节　功能性电刺激治疗应用的局限性和禁忌证

用于FEST治疗的目标肌肉必须易于接触以便放置刺激电极[99]，即当要刺激的肌肉较为浅表时（如尺侧腕屈肌和桡侧腕屈肌），经皮FES可以应用更精确的刺激。对于较深部的肌肉而言（如指深屈肌），要想刺激它们产生独立的肌肉收缩而不引发覆盖肌肉收缩的影响可能更具有挑战性。在某些情况下（如髂腰肌），由于肌肉位置的原因，可能无法使用经皮电极进行刺激。此外，被刺激肌肉的下运动神经元损伤的程度或神经根损伤程度不应该过于严重。在某些脊髓损伤患者中，可能存在不同程度的周围神经（运动神经元和神经根）损伤[100]，这限制了 FES 的应用。此外，患者需要能够遵循治疗师的指示，并且不应该有任何使用 FES 的禁忌证。这些禁忌证包括刺激部位内有金属植入物、对电学干扰敏感的起搏器、电极放置部位有开放性伤口或皮疹，以及不受控制的自主神经反射障碍等。

**免责声明：** 这里描述的 FES 设备并非所有设备的详尽清单，仅是对脑卒中和脊髓损伤患者康复中使用的经皮 FES 设备相关文献的全面描述。

# 第三章  机器人辅助康复

在过去的几十年里，人们逐渐认识到在康复领域使用机器人不仅是一种理想化的创新，还是一种必然的创新[101]。该领域研究量明显的增加体现了这一点（图3-1）。正如在后面的章节中讨论的那样，机器人在探索康复工具脑机接口技术方面发挥了核心作用。在本章中，我们回顾了具有历史重要性的康复机器人及一些仍在使用的机器人。

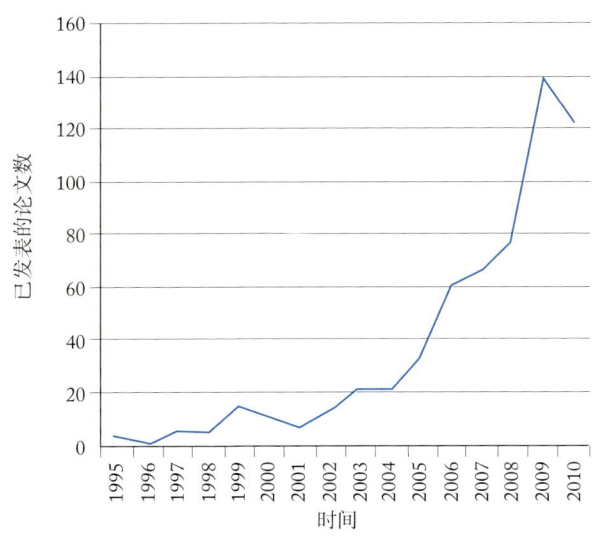

图 3-1  发表的关于康复机器人的同行评审文章数量的增长

基于 2011 年 11 月 8 日，在 Ovid 上对术语（康复、脑卒中、脊髓损伤、脑瘫）和机器人或机器人技术进行的检索[101]

人们对康复机器人感兴趣是因为它们可以减少康复治疗师的一些体力劳动[102]。对康复治疗师的要求源于两个重要因素：第一，干预的强度[103]，这是指疗程的频率和每个疗程中练习动作的重复次数。这两点都被认为是决定疗效的重要因素；第二，在每个疗程中特定的干预措施可能需要一个以上的康复治疗师。例如，脊髓损伤患者在体重支持下练习在跑步机上行走可能需要两名治疗师确保每侧下肢的运动质量[104]。

此外，使用机器人还能够量化患者的表现，以监测疗效的进展，进而作为判断治疗疗效的指标[102]。因此，同一设备可以"扮演"治疗设备和结果评估工具的双重角色。测量结果还可以协助记录过程[105]，并作为额外的研究工具[106]。脑卒中是从康复机器人的角度研究最多的情况，其中大部分研究集中在上肢。用于脑卒中康复的机器人根据不同的规定进行分类。例如，每个特定设备的技术特征和它们支持的康复模型[107]。这些分类之间存在重叠。从设计角度看，用于康复的机器人系统可以根据从设备到患者四肢的运动如何传递分为末端执行器机器人和外骨骼机器人[107,108]。

## 第一节　末端执行器机器人

末端执行器机器人在单个点（通常是最远端的部位，称为末端执行器）与患者的肢体接触。机器人与肢体之间的接口可以使用夹板实现。机器人的运动会转化为患者整个肢体位置的变化[107,109,110]。

### 一、上肢末端执行器机器人

（一）MIT-MANUS

MIT-MANUS 是最传统的机器人系统，旨在协助、加强、量化和记录脑卒中后的神经康复[105]（图 3-2）。顾名思义，该系统是由麻省理工学院（Massachusetts Institute of Technology，MIT）开发的，目的是在与人体密切接触的情况下工作[105]。该设备通过整合选择性顺应性组装机器人臂（SCARA），允许手臂和肩部实现无限制的水平二维运动[111]。此外，MIT-MANUS 还配备了辅助手腕运动的模块。这个系统可以移动、引导或干扰正在运动中的手臂，同时这种便携式设备也可以测量位置、速度和力量。使用时，要求患者移动他们的患肢，以控制屏幕上的几个视频游戏。MIT-MANUS 被商业化为 BIONIK Laboratories 公司的 InMotion ARM®。

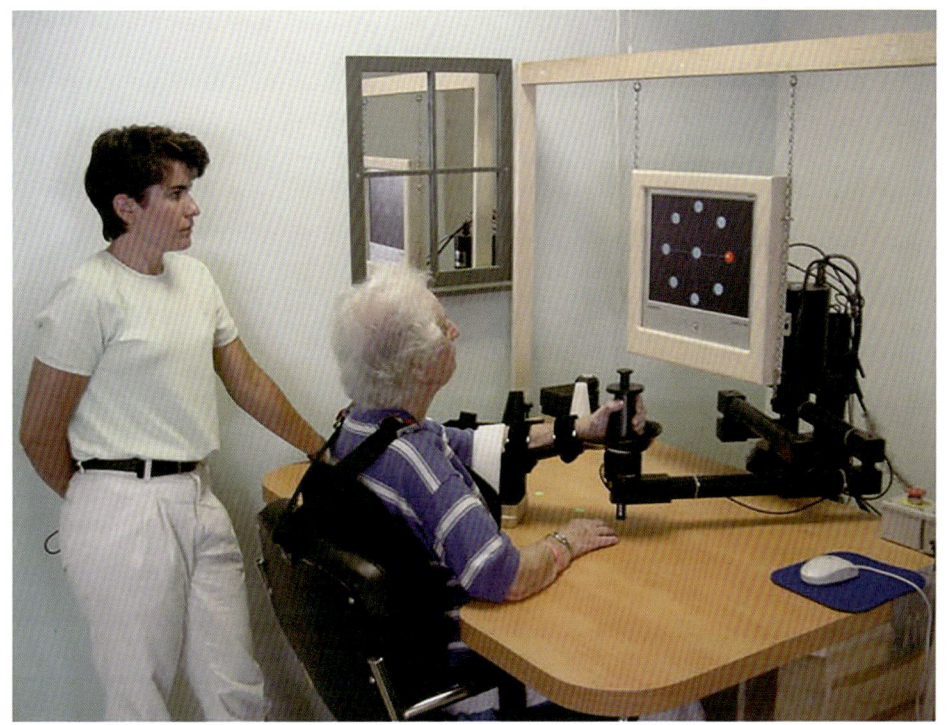

图 3-2　MIT-MANUS（图片来自文献[112]）

## （二）镜像运动使能器（MIME）

镜像运动使能器（Mirror-Image Motion Enabler，MIME）是退伍军人事务部 Palo Alto 医疗保健系统和斯坦福大学工程学院的合作成果[113]。机器人的设计还纳入了早期参与开发过程的残疾人的意见，允许使用 1 个或 2 个上肢进行无限制的三维主动和被动运动。这是通过将 6 个商用自由度机器人臂与支持人手和前臂的夹板相结合来实现的（图 3-3）。使用这个系统的患者被固定在配备有轮廓扶手的专用轮椅上，该扶手限制了机器人运动时患者躯干的运动，而机器人放置在高度可调节的桌子上。机器人有 4 种操作模式：被动、患者发起的主动辅助、被动受限和双手协同模式。MIME 使脑卒中患者通过允许健侧手臂的运动，进而记录 6 个自由度机器人的运动来控制患侧手臂的运动，从而能够进行双侧运动的练习[111]。

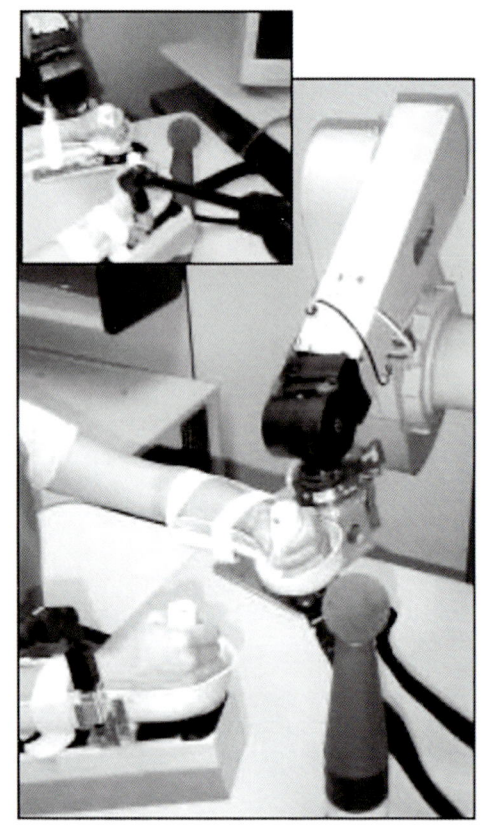

图 3-3　镜像运动使能器（MIME）（图片来自文献[114]）

（三）ARM 导引器

辅助康复和测量（Assisted Rehabilitation and Measurement，ARM）导引器是由芝加哥康复研究所和加州大学欧文分校在 20 世纪 90 年代开发的。该设备旨在引导人的工作空间内的手臂伸展运动（即手可到达的空间范围），测量关节活动范围和接触力量的生成，并沿着线性伸展路径施加一定的力量[115]。这些特性使得测量脑损伤患者的伸臂协调和工作空间缺陷成为可能[116]。患者的前臂绑在夹具上，使其手臂与一个只允许线性运动的约束装置相连。线性约束的方向可以在肩屈/肩伸轴线的垂直平面中进行修改。当患者沿着线性约束进行手臂伸展运动时,该设备会测量力量和关节活动范围。

(四)双手轨道机器人

双手轨道机器人(Bi-Manu-Track)是一种具有单自由度末端执行器的机器人,由德国柏林夏里特医学院神经康复研究实验室开发,用于治疗由脑卒中引起的严重上肢运动障碍[117]。该设备使得双侧前臂(旋前和旋后运动)和手腕(屈曲和伸展运动)的运动练习成为可能。使用时,患者坐在桌子前,将每只前臂放在支架上。每只手握住一个手柄(必要时使用魔术贴固定),分别允许水平或垂直轴向的旋转运动,以允许肘部或腕部的运动(图 3-4)。该机器人具有多种操作模式:①被动-被动模式,即机器人同时移动两只手臂;②主动-被动模式,即健侧手臂的运动控制患侧肢体的运动;③主动-主动模式,即要求患侧肢体克服等长阻力才能引发运动。

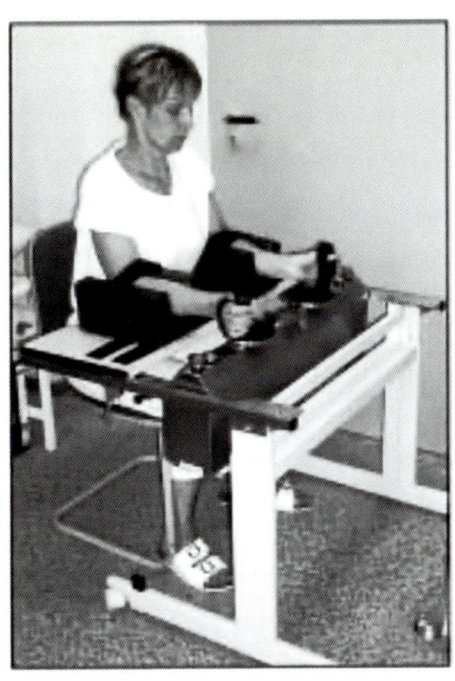

图 3-4　Bi-Manu-Track(图片来自文献[111])

## （五）GENTLE/S

GENTLE/S 使用触觉和虚拟现实（virtual reality，VR）技术，由英国雷丁大学系统工程学院控制论系人类机器人接口实验室开发。该设备包括支撑人手臂的框架和一个可提供触觉反馈的 3 个自由度机器人（HapticMaster™），以及一个配备有 3 个自由度的万向节，用于支撑前臂和手腕。此外，该设备还配备了一台大型电脑显示器[118]。治疗师可以设定需要练习的运动路径、系统提供的辅助等级及虚拟训练环境的背景。该设备可使患者进行肘部旋前、旋后和手腕屈曲伸展训练。

## （六）神经康复机器人：NeReBot

神经康复机器人（NEuroREhabilitation roBOT，NeReBot）是一种采用线缆结构的机器人，具有 3 个自由度并且可提供视觉和听觉反馈。该设备由意大利帕多瓦大学机械与管理创新系机器人学实验室开发[119]。该机器人设计用于上肢康复，特别是在脑卒中后的初始康复阶段，其以肌肉松弛为特征[111,119]，通过一种刚性矫形器件将机器人的 3 根线缆固定到患者的前臂上（图 3-5）。线缆的长度由 3 个电动马达独立控制。缩短和延长线缆可使肢体在广阔的工作空间内得到协助[120]。每个 NeReBot 连接线缆的角度位置和连接点可以由操作员设置。该机器人允许患者进行肩部和肘部的重复运动练习（包括屈曲和伸展、内收和外展、旋前和旋后及旋转）。患者可以在轮椅上或床上使用机器人，由于该机器人由带轮的框架支撑，故其可以轻松地移动[120]。机器人通过显示代表手臂的三维图形，并用箭头表示动作意图来引导患者进行训练。除了促进运动外，NeReBot 还可以测量患者的运动（速度和方向）。一旦机器人支撑患者的手臂，操作员就可通过手动移动患者的手臂并记录机器人连接的角度位置来定义要练习的具体动作。

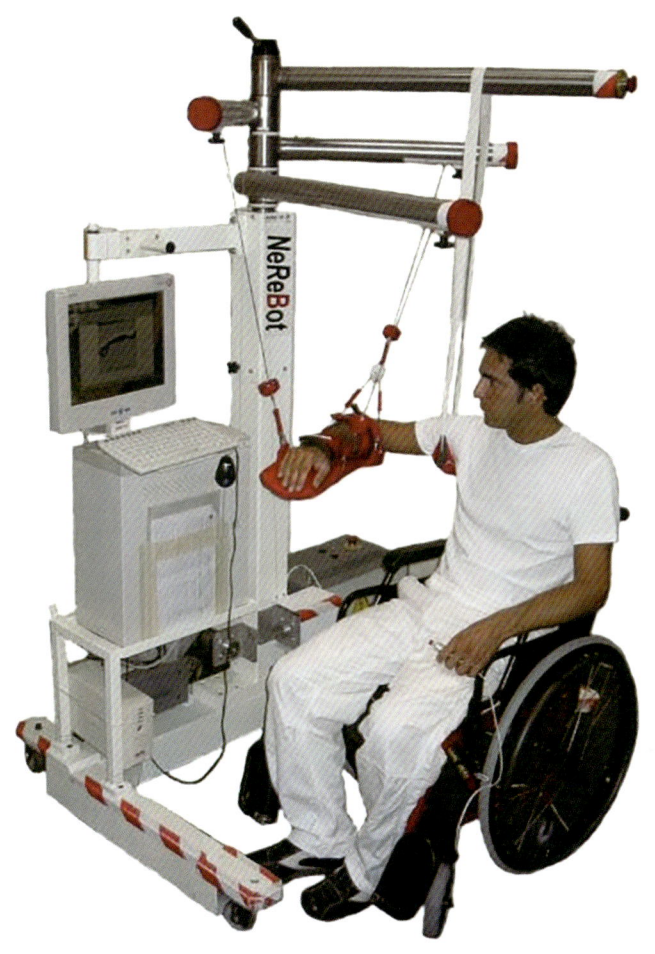

图 3-5 NeReBot（图片来自文献[120]）

## 二、下肢末端执行器机器人

### （一）步态训练器

步态训练器是一种末端执行器类型的机器人，以 40%~60% 的比例模拟对称步态的站立和踏步阶段，根据需要为参与者提供协助，并使用绳索附着于患者的固定带[121]以控制盆骨质量中心的运动[104]。它允许正在接受康复治疗的患者重复进行类似步态的运动，并减少护理治疗师的体力劳动。该系统由双曲柄和摇摆齿轮机组成。附有一根安全带，可将患者牢固地固定在高架框架上，患者的脚固定在两个脚板上（图3-6）。步态训练器可提供完全或部分支持。该步态训练器也是由德国柏林夏里特医学院开发的。目前，其第2版产品由Reha Stim公司销售（图3-7）。

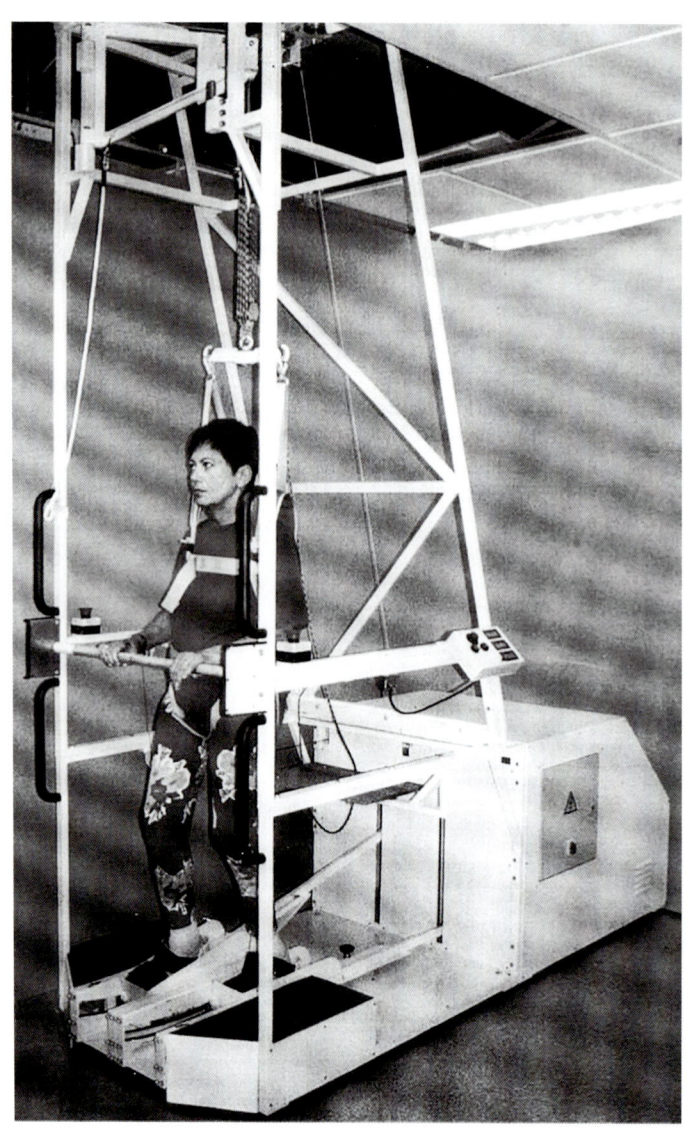

图3-6　步态训练器的早期版本（图片来自文献[121]）

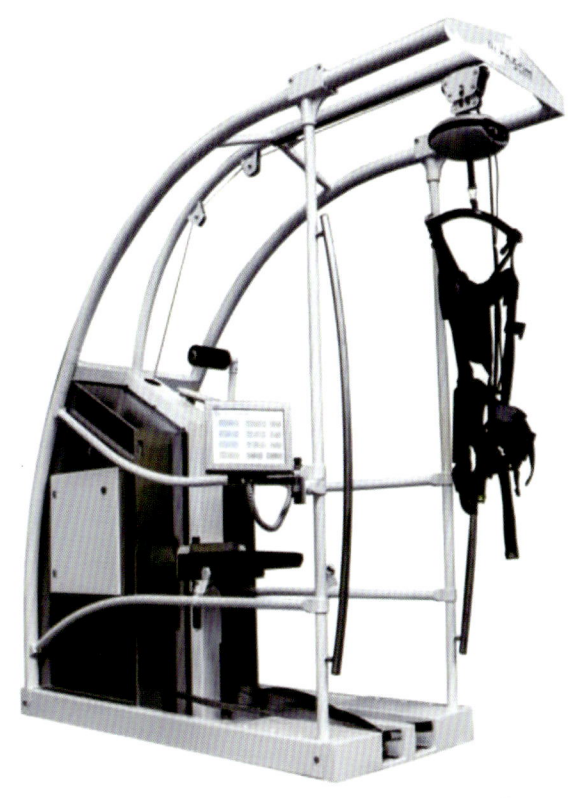

图 3-7　步态训练器 GT Ⅱ（https://reha-stim.com/gt-ii/）

## （二）触觉步行器

触觉步行器（HapticWalker）是一种末端执行器机器人，旨在训练任意且自由可编程的脚部动作[122]，使患者可以进行"平坦和不平坦地形中行走"的练习。该系统被设计为一种触觉足部设备，通常允许患者在虚拟环境中行走，其中患者的脚都附着在脚板上。脚板由 2 个机器人模块独立移动，将脚部移动到矢状面（图 3-8）。HapticWalker 是由德国柏林夏里特医学院 Fraunhofer 研究所 IPK 开发的。

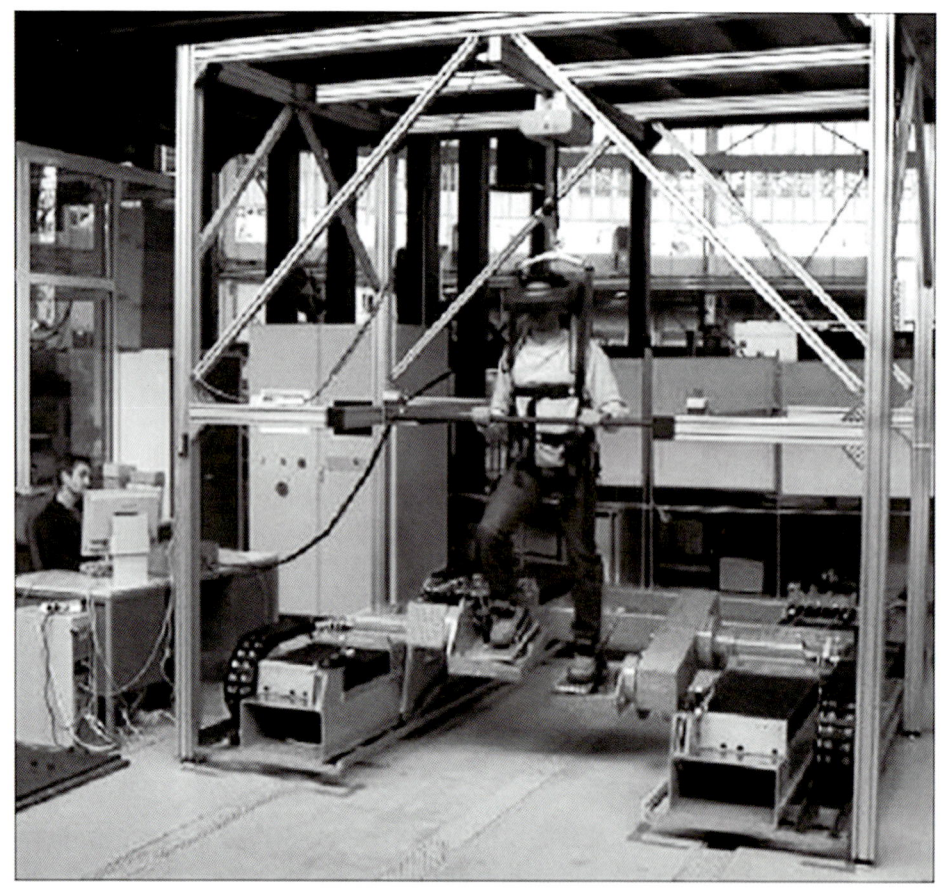

图 3-8 触觉步行器（图片来自文献[117]）

## 第二节 外骨骼机器人

外骨骼机器人的结构类似于人体上肢，因为机器人关节轴与上肢关节轴匹配[36]。这些设备被设计为与人体上肢并排运行，因此可以在多个位置附着到上肢[123]。相比于末端执行器机器人，它能提供更大的运动范围（高达7个自由度），同时保证了对手臂和手腕运动的最佳控制[124]。这些系统适合早期康复阶段，因为它们不需要较大的运动能力。

## 一、上肢外骨骼机器人

### （一）肩部和手臂康复机器人系统 (ARMin)

ARMin 由瑞士联邦理工学院（ETH）苏黎世感觉运动系统实验室开发，具有 4 个主动自由度和 2 个被动自由度[125]（图 3-9）。它允许在 3 个维度内弯曲和伸展肘部及肩部运动。ARMin 是一种半外骨骼，即一种促进上臂和肘关节内外旋的外骨骼。基于壁挂式末端执行器组件使得可进行垂直和水平肩部旋转。该设备可提供触觉、视觉和听觉反馈，并在练习运动时提供适当的协助，与患者创造合作交互。ARMin 有 3 种训练模式：动员、游戏训练和模拟虚拟环境中的日常生活活动（ADL）训练[126]。ARMin 技术由 Hocoma 以 ARMEO®Power 的名称进行商业化。

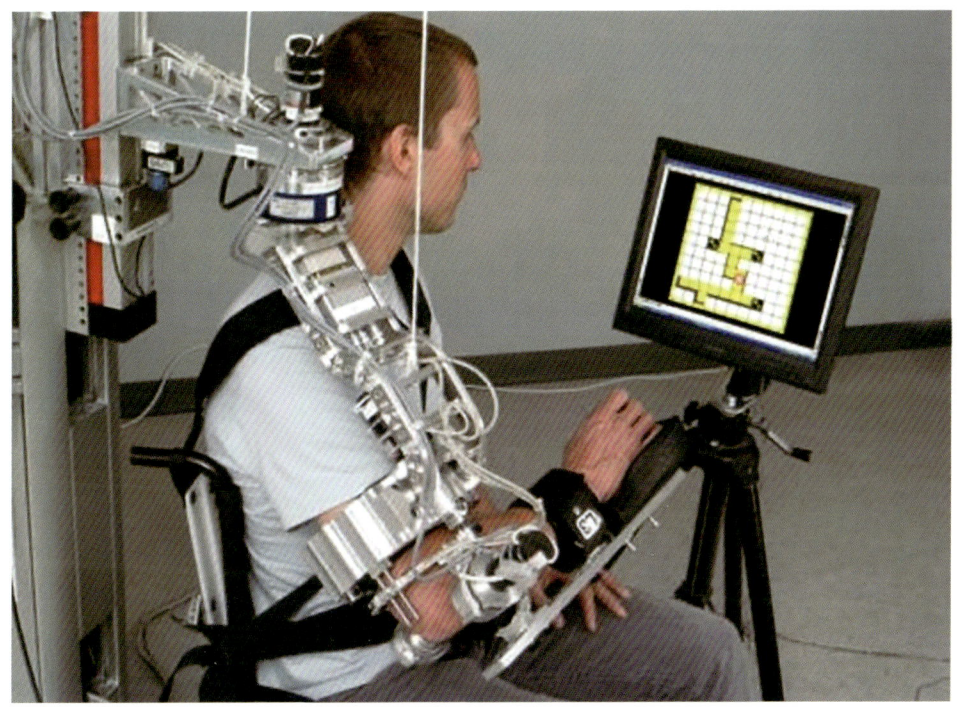

**图 3-9** ARMin 的早期原型（图片来自文献[125]）

## （二）手臂康复被动外骨骼机器人（Armeo® Spring）

Armeo® Spring 是一种基于弹簧的被动外骨骼机器人，为手臂提供可调控的抗重力/阻力辅助[127]（图3-10）。设备记录用户的运动，并将其传输到计算机中，在基于虚拟现实（VR）的视频游戏中提供实时反馈，可在康复过程中使用。该机器人还允许通过调整对屏幕游戏所需的运动范围为每个用户进行定制。如果适合康复者，该设备也可配有手柄，以具有手指弯曲和伸展实践（即握住取物和放松）。Armeo® Spring 的可调功能，由 Hocoma 商业化，使其适用于各种上肢障碍。

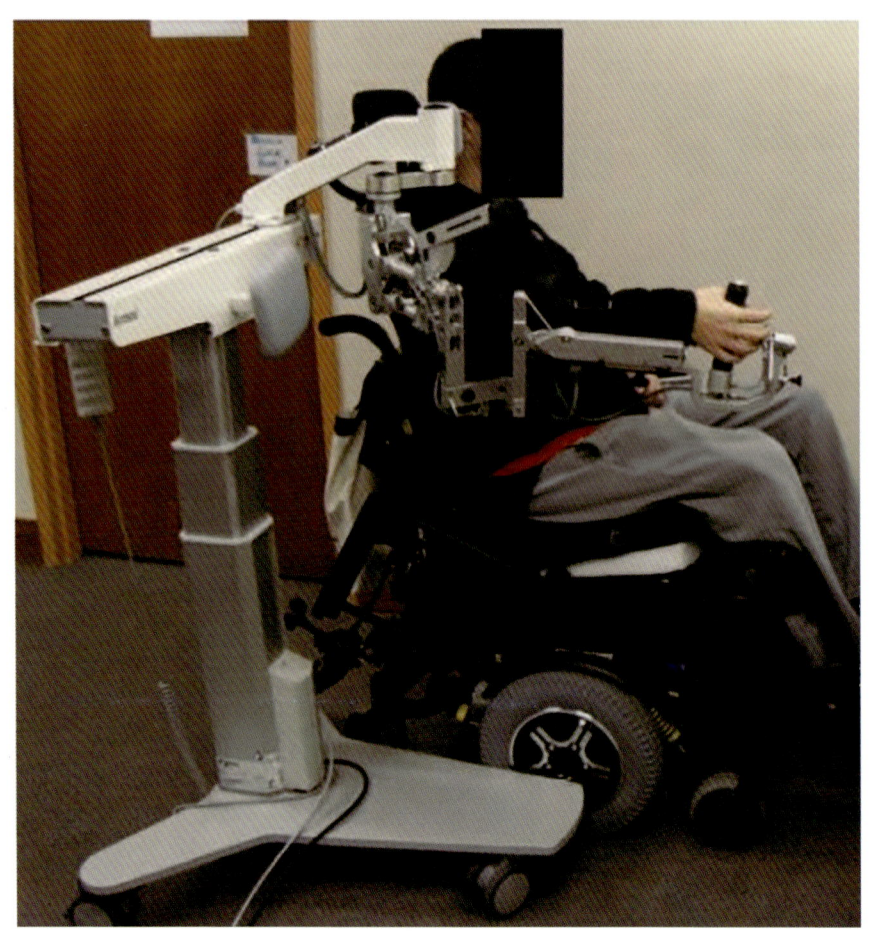

图 3-10　Armeo®Spring（图片修改自文献[127]）

## 二、下肢外骨骼机器人

一些早期应用于康复的外骨骼机器人是由 Vukobratovic 等在 20 世纪 70 年代开发的，旨在克服当时现有系统的局限性。该系统由在髋关节、膝关节和踝关节处驱动的主动矫形器组成[128]。从那时起，又开发了几个其他系统，在过去的 20 年中，开发和商业化有了显著增长。与上肢外骨骼机器人一样，下肢外骨骼机器人可协助单个关节的运动或控制单个肢体的多个关节。

### （一）Lokomat

Lokomat 是第一个支持步态训练和身体重量与跑步机相结合的外骨骼机器人。它的设计是为了减少与脊髓损伤和脑卒中患者[106]的人工辅助步态康复治疗相关的体力劳动[111]。该设备需要使用专门的背带去负担患者的部分体重，可以自动进行跑步机训练，允许练习踏步和行走，通常至少需要 2 名治疗师协助（每侧下肢需要 1 名治疗师来协助运动）（图 3-11）。

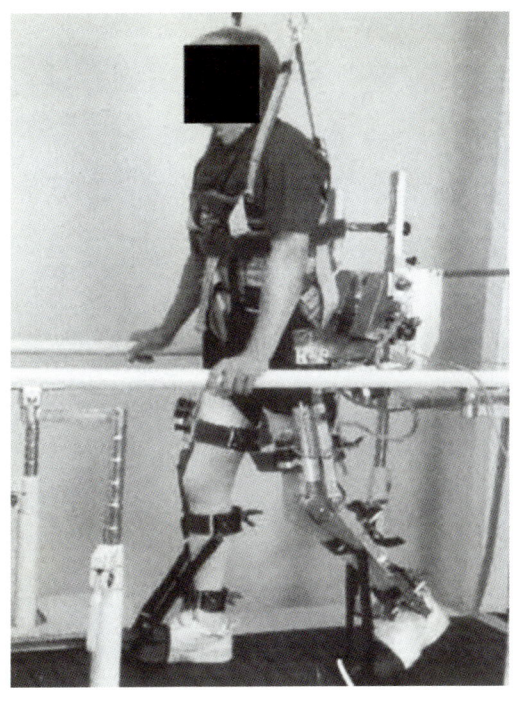

**图 3-11** Lokomat 的早期原型（图片来自文献[106]）

Lokomat 于 20 世纪 90 年代在瑞士巴尔格里斯特大学医学院（Balgrist University Hospital）开发，该设备有 4 个自由度（左、右髋关节和膝关节）的步态矫正器和 1 个跑步机。在 1 个大腿支架和 2 个小腿支架的辅助下，腿部被连接到该设备。除了在脊髓损伤患者康复过程中经常需要的辅助双腿治疗外，其还可以允许一侧下肢自由运动，适合因脑卒中导致的偏瘫患者。

（二）LOPES

下肢动力外骨骼机器人（LOPES）是一个具有 8 个自由度（8-DOF）的下肢动力机器人，它结合了一个轻便的外骨骼来促进腿部运动，同时还有一个支持骨盆的末端执行器[129]（图 3-12）。

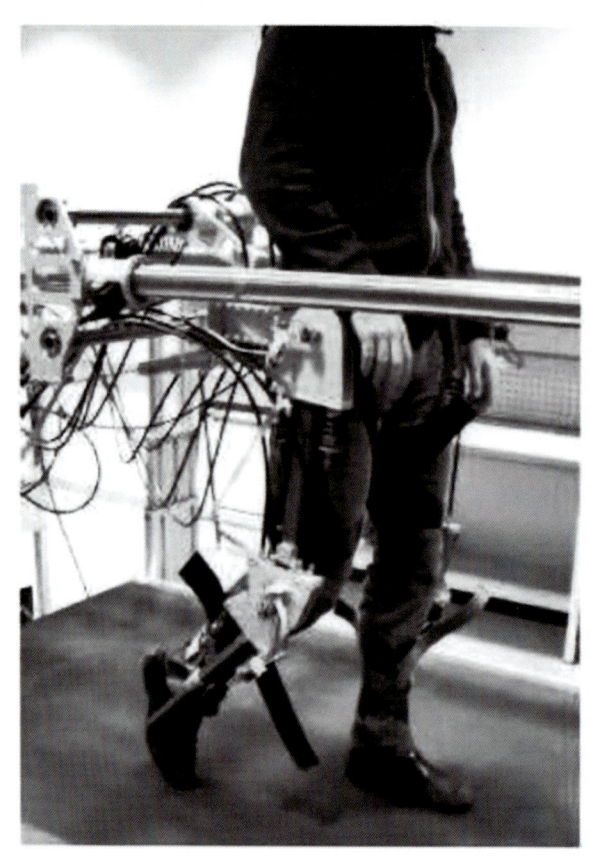

图 3-12　LOPES（图片来自文献[102]）

该机器人可以在跑步机的步态训练或不受约束的运动训练中提供积极的辅助。它的设计允许骨盆进行水平和垂直平移运动，以及弯曲、伸展、外展和内收。除了用外骨骼产生踏步运动外，LOPES 还允许腿部的外展运动，这使得训练侧向平衡成为可能[102]。该系统由荷兰特文特大学生物医学技术研究所开发。

（三）ReWalk

重新行走（ReWalk）是 ReWalk 机器人[130]公司为脊髓损伤患者生产的外骨骼机器人。该设备的矫正器在髋关节和膝关节处被驱动，有利于站立、转身、爬楼梯时使用和地面行走。用户可以用上半身运动来激活该设备。ReWalk 的控制器和电池都装在一个背包里。

（四）Ekso

Ekso 在地面行走的摆动阶段可提供姿势支持和辅助[131]。它可以根据患者的需求提供持续辅助或按需提供辅助，引导肢体按照预定的髋关节和膝关节运动进行运动。它还允许在矢状面内进行不定向的运动（例如，患者决定开始摆动的时刻，以及运动的幅度、速度和加速度），以提供辅助、阻力或仅提供重力辅助。Ekso 由美国 EKSO Bionics 公司制造，具有 CE 标志并获得美国 FDA 批准，EksoNR™是其最新版本，专用于神经康复。

（五）混合型辅助肢体（HAL）

混合型辅助肢体（HAL）是一种促进行走的外骨骼机器人，也可以从坐到站、站到坐及上下楼梯的过渡过程中提供辅助[132]。该设备通过从膝盖（股二头肌和内侧股肌）和臀部（股直肌和臀大肌）的屈肌和伸肌获得的肌电图（EMG）信号来激活。外骨骼连接在每侧下肢的足踝、膝盖和髋关节，每个关节都有一个自由度。膝关节和踝关节是被驱动的。混合型辅助肢体（HAL）有 CE 标志，由位于日本筑波的 CYBERDYNE 公司进行商业化。

## 第三节　机器人辅助治疗的现状

### 一、脑卒中后机器人辅助康复

大量的文献（从个别的病例报道到随机对照试验）描述了使用机器人系统来协助脑卒中患者自主运动的康复。这些报道在受试者和干预措施的特点上也有很大的差异（例如，使用的机器人类型、治疗的时间和频率等）。因此，在这个不断发展的领域，很难评估机器人辅助治疗的疗效。

#### （一）脑卒中后的上肢康复

Veerbeek 等比较了 44 项随机对照试验中机器人辅助和非机器人辅助手臂治疗的效果（有 1362 例脑卒中患者参加）[133]。他们的分析侧重于运动控制措施、肌力、肌张力、上肢功能和日常生活中的活动。结果显示，在运动控制和肌力方面有小幅但有意义的改善，并且在针对目标关节的康复过程中有明显效果。在肌张力方面，非机器人干预措施有更好的结果。在上肢功能和日常生活活动方面没有差异。

2020 年，Chen 等回顾了探索使用机器人系统对脑卒中导致的偏瘫患者的上肢功能进行康复治疗的临床试验[134]。他们的分析回顾了 35 项试验，包括 2241 名受试者，发现机器人辅助治疗对运动障碍患者的效果略好于只有康复治疗师参与的治疗方案，尽管这些改变没有达到最小临床重要差异（minimal clinically important difference，MCID）。但无论使用何种试验设计、是否使用不同的机器人类型，以及干预措施是否侧重于近端、远端或近端和远端功能，都能观察到这种效果。

同年，Mehrholz 等对使用机器人辅助手臂训练的随机对照试验进行了系统综述，并比较了不同设备和方法的相对有效性[135]。他们的综述共包括 55 项随机对照试验、2654 名受试者，比较了 28 种设备。作者的结论是：在改善参与日常生活中的活动或手臂功能方面，机器人辅助治疗和最佳上肢康复训练方法之间没有统计学差异。

2021年对探索使用康复机器人技术进行脑卒中后单侧康复的随机对照试验的系统回顾表明,使用末端执行器机器人的干预措施在减少损伤方面优于传统康复,在用于治疗严重偏瘫的患者中尤为明显[136]。

### (二)脑卒中后的下肢康复

#### 1. 步态康复

Mehrholz 等在 2017 年的一篇综述中比较了脑卒中受试者在完成机器人辅助或最佳步态康复训练方法干预后的独立行走比例[137]。他们的分析包括62项研究,包括随机对照试验和随机交叉试验,共有2440名受试者。这些研究在受试者的特征(例如,有些人在干预前就能行走)、使用的机器人类型、干预时间和其他康复工具的使用(例如,有些研究使用功能性电刺激)方面存在异质性。在他们的研究结果中,机器人辅助治疗和物理治疗的结合增加了独立行走的可能性,改善了行走速度。另外,脑卒中后前3个月的患者和无法行走的患者更有可能从机器人辅助治疗中受益。

同样,2019年更新的《加拿大脑卒中最佳实践建议》(CSBPR)基于对科学文献的广泛系统回顾,将用于步态训练的机器人设备确定为一种在亚急性和慢性康复阶段,不借助工具无法训练行走的患者中可使用的工具,并且与传统的步态疗法联合用于下肢康复[23]。

#### 2. 平衡康复

在一项由 Zheng 等发表的综述中回顾了 31 项相关研究,提出了不同的观点。该研究包括 1249 名受试者[138]。他们的研究收集了机器人辅助治疗对改善脑卒中后平衡功能效果的证据。他们的分析显示,与不使用下肢康复机器人技术的干预措施相比,使用下肢康复机器人可以改善受试者的平衡能力。值得注意的是,无论干预强度或干预时间如何,在大多数的机器人辅助干预中都能观察到受试者的平衡能力得到改善。然而,综述作者在研究中也遇到了实质性的差异,提示该结论需要进一步研究。

## 二、脊髓损伤后机器人辅助康复

正如本章前面提到的，与脑卒中人群中进行的研究数量相比，使用机器人辅助进行脊髓损伤后康复的研究数量很少。确定脊髓损伤后机器人辅助治疗效果的一个重要挑战是没有现有的标准化方案[139]。这很可能也会影响机器人辅助治疗在脑卒中人群中的临床测试。

### （一）脊髓损伤后的上肢康复

2018 年的一项综述研究了机器人辅助训练用于上肢功能康复的可行性和结果[139]。他们的分析包括 12 篇文章，包括 1 项随机临床试验、6 项病例系列和 5 项个案研究，每项研究的受试者人数为 1~17 人不等，共有 73 人参与研究。他们的分析显示，在干预开始时有轻度和中度损伤的受试者在身体结构/功能方面有最大的改善[运动的平稳性、抓握强度、美国脊柱损伤协会脊髓损伤分级（AIS）上肢运动得分和肌力]。然而，作者也指出机器人辅助训练的有效性并不确定，并重申需要进行更严格的研究。与类似的综述一样，作者认为机器人辅助训练的研究数量少、样本量小、设备多样、使用方法及结果测量是限制因素。例如，去年一项不同的综述的作者对机器人辅助治疗与其他干预措施的疗效进行了比较，报道称由于研究数量少，他们无法对侧重于上肢的干预措施进行分析[140]。

### （二）脊髓损伤后的下肢康复

Cheung 等回顾了 11 项随机对照试验和准随机对照试验，比较了机器人辅助治疗与其他康复干预治疗下肢自主功能的效果[140]。作者通过对 443 名受试者进行综合分析评估，使用机器人治疗似乎对于改善不完全性脊髓损伤患者在急性和慢性阶段康复期的行走独立性和耐力方面的效果更为显著。

2020 年，Fang 等回顾了机器人辅助步态训练对脊髓损伤患者常见的疼痛和痉挛的影响[141]。该分析共包括了 18 项研究、301 名受试者。结果显示，疼痛方面没有达到改善的效果。此外，在 11 项研究（非随机对照试验）中机器人辅助治疗改善了痉挛，同时改善了下肢运动评分和步行能力。

## 第四节　机器人和功能性电刺激混合系统

将功能性电刺激（FES）和机器人设备结合在一起用于神经康复，旨在克服每种技术所带来的局限性[142]。为机器人系统提供动力是一个重大的挑战，并且其中也包括一些不便携的系统。与 FES 相关的重要问题主要为肌肉疲劳和由此产生的运动轨迹控制不佳。将 FES 和机器人系统结合提供了一个减少能量需求的机会。例如，使用 FES 作为运动的动力源和机械矫形器（即外骨骼）来引导运动，并通过提供机械支撑（如在站立期间）来减少肌肉疲劳。因此，FES 和机器人混合系统可以通过更长时间的练习活动，以及确保激活参与练习任务的正确肌肉群，从而增加训练强度。

### 一、机器人和功能性电刺激混合步行系统

在结合 FES 和机器人技术促进步行的混合系统开发中，已经探索了两种主要方法：由特定关节制动机制控制的机械外骨骼和具有主动驱动关节的系统[142]。

### 二、关节制动功能的混合系统

实现由关节制动控制的混合外骨骼的一些方法包括：将被动的髋-膝-踝-足矫形器（HKAFO）与一个16通道植入式的 FES 系统相结合[143,144]。该矫形器采用可变的髋部约束机制，并使用弹簧离合器来锁定和释放髋关节、膝关节。例如，在站立期间，膝关节被锁定，而在摆动期间允许移动。

另一种方法是将一个四通道 FES 系统与一个在髋关节和膝关节上配备有磁性制动器的8个自由度的矫形器相结合[145]。对股四头肌施加电刺激以产生膝关节伸展，对会阴神经施加电刺激以引发退缩反射。制动器控制运动的位置和速度。该装置通过使用扭矩和轨迹信息来控制 FES 刺激的强度，从而减少肌肉疲劳。类似的方法也已经在存储的能量作用于膝关节和髋关节的情况下得到了实现[146]，并结合气动蓄能器将能量转移至髋关节[147,148]。

## 三、主动关节控制的混合系统

具有关节制动器的混合外骨骼的主要缺点是不能提供完全的关节控制，因为关节制动器不能提供必要的扭矩；关节轨迹和速度方面运动质量较低。因此，与关节制动器混合外骨骼不同，主动执行器混合外骨骼可以控制关节处提供的力量，并允许有效地对关节运动进行闭环控制。

上一章中提到的混合辅助系统（HAS）[86]是最早采用主动驱动关节的外骨骼机器人之一。该系统使用直流电机进行主动辅助，使得膝关节能够弯曲和伸展，也能够固定。控制系统将主动矫形器与协助平衡、髋关节屈曲和膝关节伸展及退缩反射的功能性电刺激（FES）通道相协调。WalkTrainer 系统将 FES 系统与外骨骼和带有电动轮的移动框架相结合，在行走时提供身体重量支撑[149]（图 3-13）。外骨骼协助髋部、膝盖、踝关节和骨盆运动。该系统通过估算每个关节上的扭矩以调整刺激的强度。

## 四、上肢功能的机器人和功能性电刺激混合系统

与下肢功能的混合系统类似，为上肢功能设计的系统通常包括一个 FES 系统，通过激活用户自身的肌肉产生运动，还有一个可提供运动肢体的稳定、反重力支撑或主动运动的外骨骼。用于日常上肢支持的多模态神经假体（MUNDUS）是一款可接受各种信号进行控制和反馈，用于恢复抓取和伸臂功能的混合装置[150]。用于触发 MUNDUS 的多种模式包括按键、肌电信号、眼球追踪和 EMG 信号。从外骨骼或仪器化手套中的编码器获得的动作信号，丰富了深度摄像机和无线射频识别（RFID）标签物体提供的环境信息。外骨骼在肘部拥有 1 个自由度，肩部有 3 个自由度，只有与肩部屈曲、伸展、外展和内收相关的运动是可移动的（图 3-14）。系统使用 2 个刺激器来促进手臂、前臂和手的运动。最后，该设备还可以与机器人手部矫形器整合。

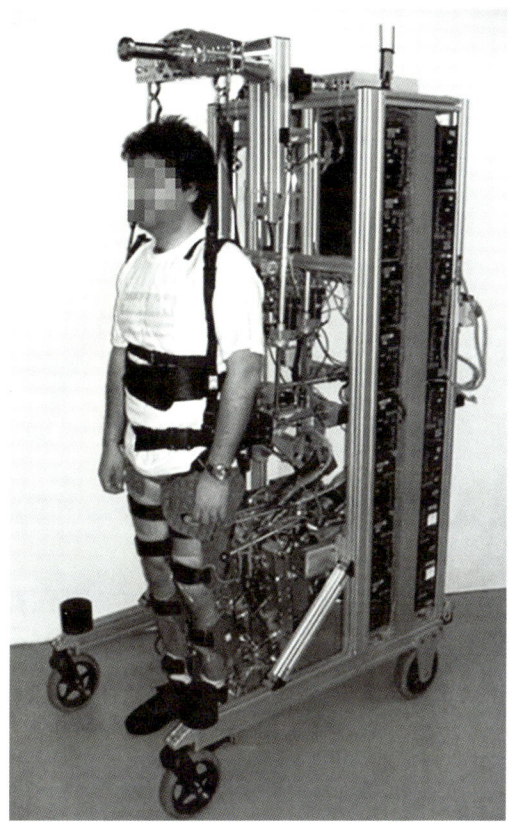

图 3-13　WalkTrainer（图片来自文献[149]）

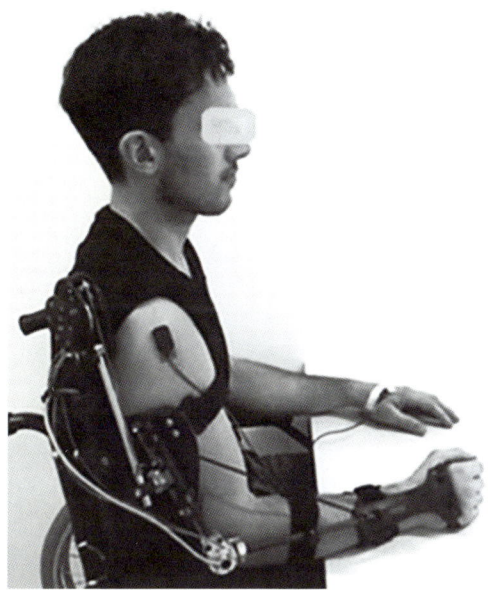

图 3-14　MUNDUS 混合系统使用的外骨骼（图片修改自文献[150]）

Ambrosini 等开发了一款用于上肢康复的混合系统，即 RETRAINER-ARM，它将肌电触发的 FES 系统与提供反重力辅助的被动外骨骼结合起来[151]（图 3-15）。该外骨骼可以安装在轮椅上，有 3 个自由度，允许肩部旋转和抬高，以及肘部的屈伸。每个关节都配备有电磁制动器，还可以提供角度测量。第四个未配备仪器的关节对躯干运动进行补偿。该设备包括一个 4 通道的电刺激器，用于产生手臂运动。其中 2 个通道可以用于测量肌电活动并触发刺激。值得注意的是，这款混合系统也设计用于操纵具有距离信息的交互物体，类似于 MUNDUS[150]。

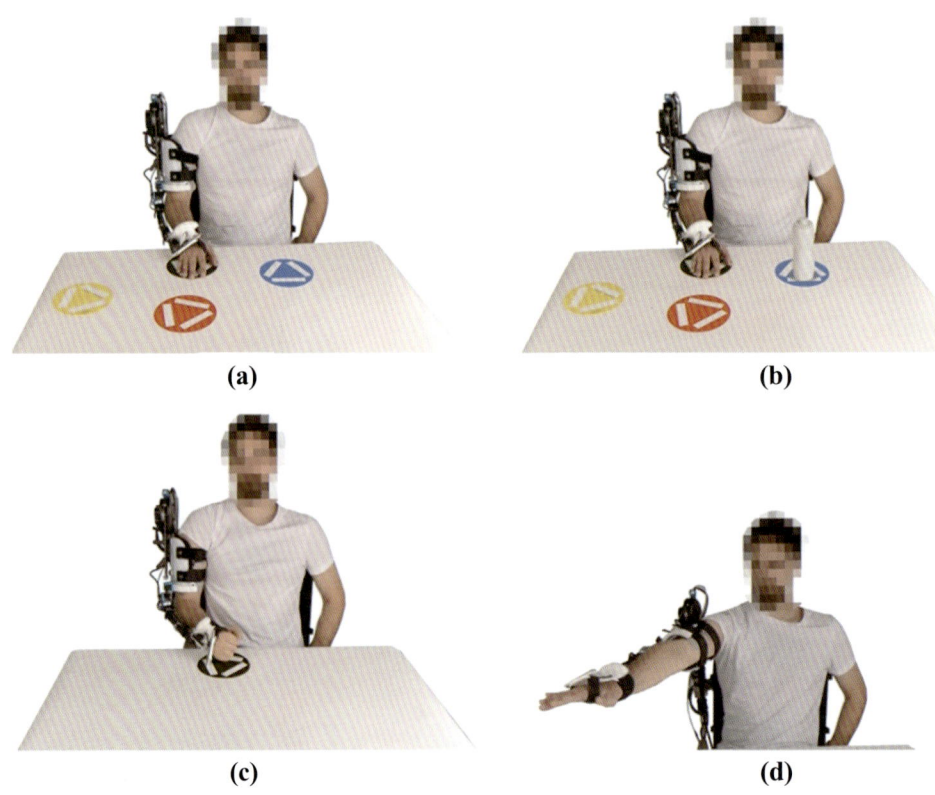

图 3-15　RETRAINER-ARM 混合系统可以促进手臂运动（图片修改自文献[151]）

Scott 等开发的设备结合了一个机器人系统，可提供手部主动和被动的屈曲和伸展运动，以及拇指和手指的被动活动范围[152]（图 3-16）。该系统还通过 FES 促进运动。

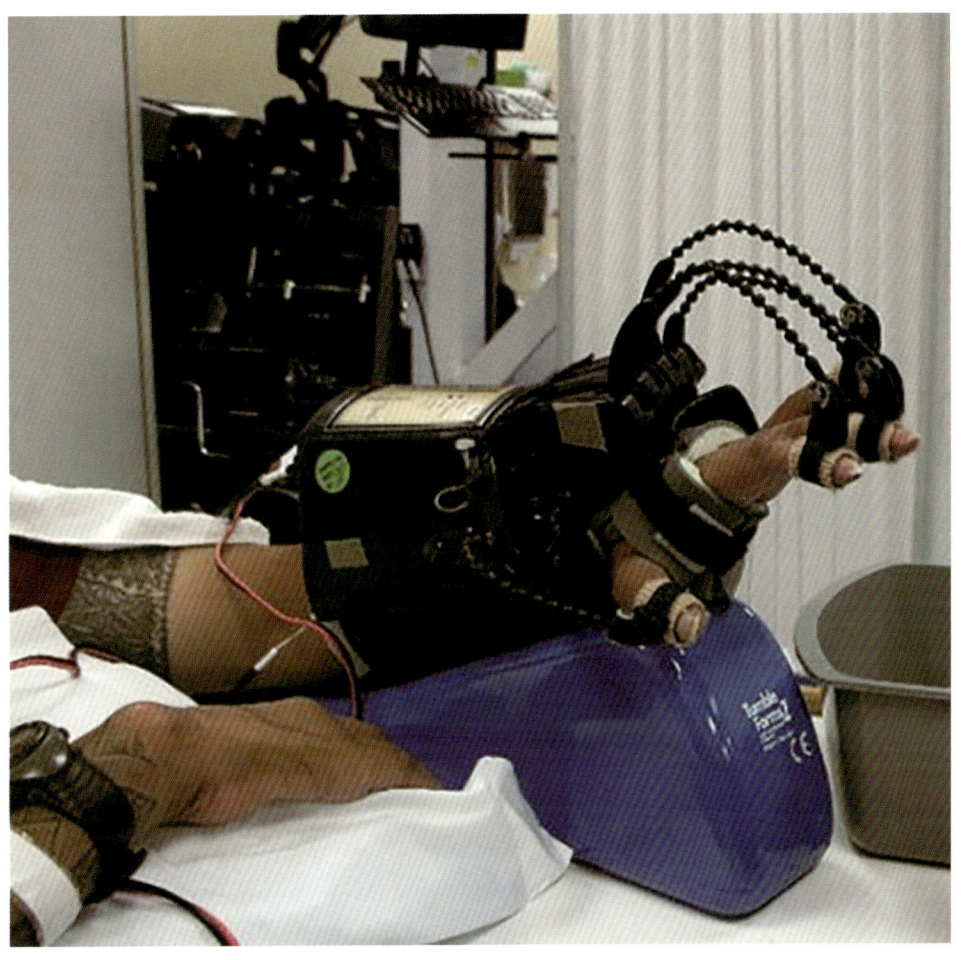

图 3-16　Scott 等开发的用于手部功能康复的混合系统（图片修改自文献[152]）

## 第五节　总结

文献中的证据表明，尽管康复机器人处于动态的发展阶段并在技术上取得了令人瞩目的进步，但其在日常临床护理中的应用还尚未实现。技术的持续改进、更多的疗效数据及努力开发真正能节省劳动力的设备都可能将康复机器人技术完全引入临床领域。最终，机器人设备减少最佳康复方案中所需的人力成本的性能将是推动其广泛应用的驱动因素[153]。

本章讨论的所有康复机器人设备都是刚性机器人，由于其结构的特性，它们在适应人体肢体的多维流动运动方面存在局限性。为了解决这个问题，一个有前景的领域是软体机器人。有详细的文献综述介绍了这种新型软体机器人技术，虽然在本书的讨论范围之外，但我们有必要向读者介绍这一迅速发展的研究领域。软体机器人设备所使用的材料的机械特性，不仅更为安全，而且能更好地贴合人体解剖和功能需求。这将提供前所未有的灵活性，可在复杂任务的练习中促进运动[108]。

总的来说，机器人技术是一个很有前途的研究领域，可能彻底改变我们的治疗方式；就像许多其他领域的研究工作一样，机器人研究领域需要来自多学科团队的集思广益，使其在临床工作中变得可行。

# 第四章 脑机接口

尽管自第一次描述脑电图（electroencephalography，EEG）记录的报告以来就一直存在使用大脑活动来控制环境的理念[154]，但加州大学洛杉矶分校（UCLA）的 Jaques Vidal[155] 在 1977 年才首次提出了脑机接口（BCI）的概念。在 BCI 技术的早期例子中，使用者通过观察 4 个不同方向闪烁的灯光引起 EEG 的变化，从而来控制虚拟光标在迷宫中前进。这不仅是首批正式描述 BCI 的报告之一，而且介绍了 BCI 的基本要素和技术难题。本章介绍了脑机接口技术的基本概念及其应用。

## 第一节 定义

Jaques Vidal 在 20 世纪 70 年代初[156]首次提出了脑机接口（BCI）这个术语，它可将大脑信号转化为电子设备的控制指令。该技术的其他名称包括脑机接口（brain-machine interface，BMI）和直接大脑接口，这些术语常因记录脑活动的技术差异而有所区别。如今，BCI 一词通常指大脑信号控制计算机的应用，而 BMI 则用于描述其他任何应用。

在 1999 年 6 月举行的第一次国际脑机接口会议上，一个代表 22 个国际研究小组的团队确定了以下定义："脑机接口是一种不依赖肌肉 - 周围神经 - 大脑这套正常输出途径的通信系统[154]"。20 年后的今天，这个定义仍然适用。明确的是，该技术和大脑输出支持通信系统，使 BCI 技术正在进一步完善。

## 第二节 脑机接口的组成部分

BCI 有 1 个输入端（即大脑活动信号）、1 个输出端（即对电子设备的指令）和 1 个将输入转换为输出的中间阶段（数据处理）（图 4-1）。这个中间阶段通常包含两部分：第一部分是从原始的大脑活动中提取信息，第二部分是将提取的信息转化为合适的信息，作为控制信号。每个组成部分都是 BCI 活跃的研究领域，同时也是 BCI 应用的一部分。在使用 BCI 期间，这种技术的应用产生的动作会即时反馈。使用者可以利用这种反馈来学习如何改变自身的大脑活动。

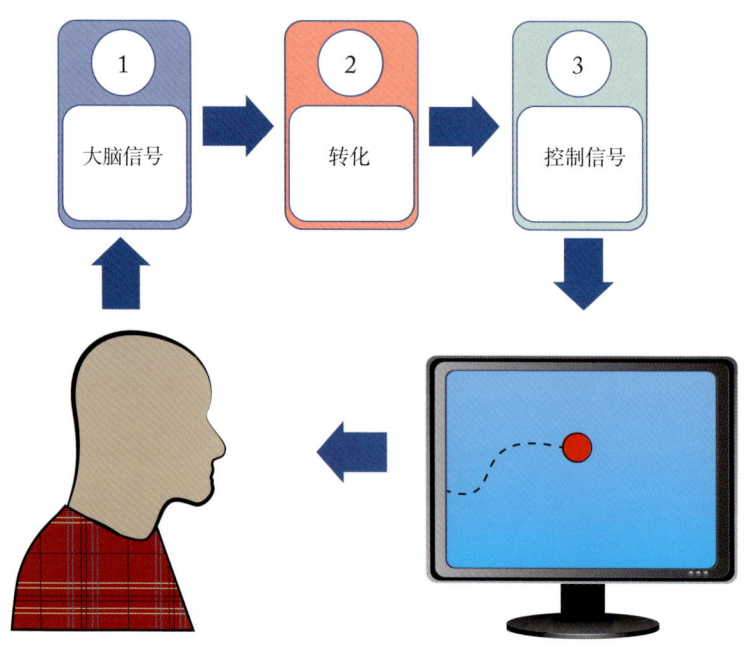

图 4-1　BCI 有 1 个输入端（即大脑活动信号）、1 个输出端（即对电子设备的指令）和 1 个从大脑信号中提取相关信息并将其转化为控制信号的数据处理阶段。反馈（即产生的行动）是即时性的，这有助于用户学习如何主动修改自己的大脑信号

一、实现脑机接口系统的信号

几乎所有记录大脑活动的技术都可以甚至已经被用于实现 BCI 技术。根据

使用的方法是否具有侵入性可大致分为侵入性 BCI 与非侵入性 BCI。

侵入性记录，顾名思义，通过将电极穿透脑组织或直接与大脑表面接触来获取大脑活动。这些技术的空间分辨率优于非侵入性记录，并且可获得更广泛的频率。此外，还可以明显缩小系统运行设置所需要的时间。然而，侵入性 BCI 也存在一些缺点，即需要手术植入，这增加了成本和感染的风险。目前 BCI/BMI 主要采用微电极和侵入性电极这两种技术来记录大脑活动。

### （一）侵入性记录——皮质内显微记录

使用微米级的电极记录大脑活动是一项关键的技术。这些微电极使得单独记录神经元活动或记录部分神经元活动成为可能。大脑皮质特定目标区域的电极可显示与特定行为（如手臂运动）相关的活动。

放置在人体内初级运动皮层的皮质内电极使得模拟操作计算机光标以发送电子邮件并与环境互动成为可能（即电子辅助日常活动）[157]。皮质内电极可预测单个关节进行的想象运动（包括肩、肘、前臂的前屈和后仰、手腕和手的开合）[158]，并控制虚拟手臂[159]、具有 7 个自由度的拟人化机械臂[160]，以及使用电刺激控制虚拟手臂和真实手臂以达到目的[161]。

### （二）侵入性记录——硬膜下记录

研究运动障碍领域的神经学家们采用硬膜下记录来观察难治性癫痫患者。在硬脑膜下的大脑表面放置一个电极阵列，以试图确定癫痫发作的起源部位。医疗团队可利用这些信息来决定是否可通过手术切除致痫灶。

目前，硬膜下电极已应用于 BCI/BMI 系统。通过一种微创手术植入电极可获得皮层脑电图（Electrocorticography，ECoG）信号，而这种信号通常具有广泛的频谱内容。重要的是，硬膜下记录包含了运动的动力学和运动学属性信息，包括运动中手的方向[162-166]、速度、速率[166]和关节活动度（range of motion，ROM）[162]，以及单个手指的屈伸[167]。

硬膜下记录使创建的系统能够重建自主运动的运动学或动力学参数成为可能，并且仅从 ECoG 信号中就可识别已完成的或预期的运动。基于 ECoG 的系统也被用于控制二维运动[168-170]和电刺激装置,以恢复上肢运动[171]。

### (三)侵入性记录——硬膜外记录

除皮质内和硬膜下记录外,还有使用硬膜外记录的 BCI 系统。外科医生将电极放在硬脑膜,并非放在大脑(或内部)。使用硬膜外记录的手术创伤性较小,可减少电极对人体的创伤。目前,硬膜外记录可识别多种手部运动[172]。

## 二、非侵入性记录

非侵入性记录技术不需要手术植入电极片。这些信号代表利用血流、磁力或电学测量等所得的活动量[173]。

### (一)功能性磁共振成像(fMRI)

功能性磁共振成像(fMRI)可以显示大脑中局部即时性的代谢变化,这些变化反映了神经活动增加期间能量消耗增加 [ 以三磷酸腺苷(ATP)的形式 ][174]。更具体地说,大脑活动的增加会导致血流动力学反应,包括由于神经活动而导致的含氧和脱氧血红蛋白的减少和增加。鉴于完全氧合血红蛋白无法在磁性上从脑组织中区分,而脱氧血红蛋白则是高度顺磁性,因此磁共振成像(MRI)技术可以将这些发生的代谢变化可视化。

### (二)功能性近红外光谱技术(fNIRS)

功能性近红外光谱技术(Functional Near Infrared Spectroscopy,fNIRS)是脑血流动力学的另一种成像方式[175]。与利用组织磁特性变化的 fMRI 相反,fNIRS 利用组织光学特性的波动,主要通过血液吸收来反映神经活动。fNIRS 系统使用可见光范围以外的光(波长为 750~1200 nm),这些光通过放置在患者头部的光节点传递。用这种成像方式获得的信号表明了氧合血红蛋白和脱氧血红蛋白的浓度[176]。而神经活动可增加氧气需求,从而增加血流量,这使得测量神经活动的相对增加成为可能。在 BCI 研究的背景下,基于近红外光谱(near infrared spectrum,NIRS)的系统已被用于区分心算和心唱[177],以及其他应用。

## （三）脑磁图（MEG）

脑磁图（magnetoencephalography，MEG）是一种脑成像方式，可感知通过神经元之间传递信息所产生的电化学电流磁感应，并在一个拾波线圈中诱发可测量的比例电流。MEG系统中的线圈磁强计可形成300个通道，覆盖整个头部，并且不与人体接触。与fMRI一样，MEG设备不便携，操作成本可能很高。MEG等技术在其他应用中，能够识别出进行手臂和手部运动的意图[178,179]。

## （四）脑电图（EEG）

1929年首次报道了脑电图（EEG）技术，这是利用BCI系统记录大脑电活动的最常见技术[180]。非侵入性、易于记录和相对较低的成本，使这种方法成为记录神经康复大脑活动的理想选择。EEG的信号幅度通常小于1 mV且频率范围为0~100 Hz（直流电流）[181]。科学家认为，这些信号可反映成百上千个锥体神经元的组合活动，从大脑皮质的外层到内层组织成列；这种平行组织有利于总和神经元活动[181]。将电极片放置在患者头皮以采集需要的脑电信号。电极可单独放置或做成脑电帽放置。电极片通常放置在大脑的不同解剖区域。名称来源基于人体头部的4个解剖标志之间的距离的百分比数（10%和20%）。扩展的10~20个电极放置系统是10%的解剖距离分数来划分更多的电极数量，BCI常采用这种方法。每个电极由1个字母和1个数字组成的字母数字组合进行命名。其中第一个字符是指电极下方的脑叶，可以采用Fp、F、T、P的值，C和O指前额叶、额叶、颞叶、顶叶、中央和枕叶。值得注意的是，该种命名法没有中央叶，字母C仅指皮质的中心部分。第二个字符是标识半球的数字，奇数（1、3、5和7）和偶数（2、4、6和8）数字分别指左半球和右半球，小写字母"z"代表零（即定义矢状面的中线）。

## 第三节　脑机接口系统的其他分类

### 一、内源性与外源性

通过基于是否需要外部刺激来产生可识别的大脑活动变化是 BCI 系统的另一种分类方法。外源性系统需要通过感官刺激，产生可测量的大脑活动变化，从而有可能实施 BCI，而内源性 BCI 系统使用内部生成的大脑信号[182]。

例如，外源性系统可能需要向用户提供闪光刺激。这种闪光刺激会导致大脑活动、稳态视觉诱发电位（steady-state visual evoked potentials，SSVEP）的变化。这种灯光的闪烁频率可与枕骨区域记录的振荡所匹配。这就是本章开头提及的 Jaques Vidal 所使用的策略[155]。除了目前仍在使用的 SSVEP 外，另一种常用于实现外源性脑机接口系统的电位是 P300 电位。P300 电位由相关（即有意义）刺激的意外产生。后文将对 P300 电位进行更详细的描述。

相反，使用内源性系统可反映用户内部心理状态的活动。例如，内源性 BCI 可能需要进行心算或心唱[177]。重要的是，创建运动意向也被广泛用于内源性 BCI。这些任务会引起大脑活动的变化，而这些变化可被识别并转化为控制指令。

### 二、同步与异步脑机接口系统

对 BCI 系统进行分类的另一种方式围绕着 BCI 是否确定用户何时可以发出指令，将其分为同步 BCI 系统和异步 BCI 系统。同步 BCI 系统仅由 BCI 本身定义的时间窗口监测大脑的活动，并且用户只能在此期间发出指令（即激活 BCI）。因此，该技术控制了用户和环境之间交互的时间和速度。目前，大多数 BCI 都是使用这种同步方法实现的。相比之下，异步 BCI 系统（也被称作自定义进度 BCI）允许用户在任意时刻发出指令，且该系统不断监测大脑的活动，以识别预期控制的特征。但困难的是，无控制期[183]通常是不确定的；在设计 BCI 时没有充分考虑用户可能从事多种活动。研究人员通常认为异步 BCI 更适合于实际应用，而并非研究环境。

## 第四节　将大脑活动转化为控制信号

如前文所述，作为 BCI 组件的中间阶段，致力于将大脑活动转化为控制信号需要使用大量信号处理和自动分类工具，这超出了本书的范围。然而，在这个阶段执行的 2 个基本任务包括，从获得的大脑活动中提取与用户意图相关的信息（即特征提取），并将提取的信息转换为合适的控制信号。从获得的大脑活动中提取信息通常需要一个预处理阶段来增加记录的质量，这可通过信号处理技术来实现，其中包括独立成分分析（independent component analysis，ICA）和空间滤波器（如表面拉普拉斯变换）。后者强调特定传感器周围的活动，同时减少所有其他传感器的公共活动。其他常用的预处理方法包括公共平均参考（common average referencing，CAR）、公共空间模式（common spatial patterns，CSP）和主成分分析（principal component analysis，PCA）。

提取某些可传达有关用户意图的大脑事件/特征信息，取决于相关的神经机制。在 BCI 发展历史上，研究人员尝试并创建了多种提取特征的方法。目前已存在的一些特征提取技术包括光谱参数、参数建模、交叉相关、幅度测量等。

提取的特征可以采用多种形式进行转换。在某些情况下，特征本身（如特定 EEG 频率段的功率）可以简单地转换为等效的控制信号。另一种方法是基于 EEG 信号的功率水平或特定电位形状来实现检测器。最后，特征也可以进行分类。常用的分类方法包括线性分类器 [ 例如，线性判别分析（linear discriminant analysis，LDA）和支持向量机（support vector machine，SVM）]、神经网络、贝叶斯分类器和基于距离的（最邻近）分类器。

## 第五节　脑机接口实现的运动相关脑电图特征

自主运动会在运动发生前 2 秒产生大脑活动。这些特征已被广泛应用于创建 BCI 技术，并在其整合到自主运动康复中发挥了重要作用。下面将对这些特征进行描述。

## 一、事件相关去同步化

实现 BCI 的特征之一是常被称为事件相关去同步化（event-related desynchronization，ERD）的功率下降，在自主运动过程中可被观察到。这种现象可以通过 EEG、ECoG 和 MEG 技术记录于感觉运动区域，且在运动肢体的对侧更为显著。由于该现象出现在运动开始之前、想象运动时及尝试运动时情境，不需要明显的运动表现，因此 ERD 在 BCI 中应用广泛。科学家们认为 ERD 是相邻神经元群体同步性的降低，并将这种去同步化描述为与运动产生和感觉信息加工相关的皮质活动指标[184]。

ERD 的计算需要进行光谱分析，并且对于每个个体而言，ERD 通常出现在不同的频带中，通常包括 μ 波（8~12 Hz）和 β 波（13~30 Hz）。显示 ERD 的位置也具有个体特异性。计算 ERD 的典型方法是采集多次试验，在这些试验中用户想象或尝试进行某项运动。这些运动通常遵循"准备""开始""休息"信号的一系列顺序，每次运动间有几秒的暂停。当数据收集完毕后，试验对应到特定事件（如"GO"信号），并对它们进行修剪，以确保生成的片段与事件前后的活动相对应。在其最简单的形式中，生成的试验将通过以下步骤进行处理：①应用滤波器以提取感兴趣的频率（如 α 频率范围内的子频带）；②将每个样本进行平方来估计信号功率；③求所有试验结果（功率）的估计平均值；④应用平滑滤波器。

最终，ERD 被定义为相对于基线期的百分比变化。此相对表达式的 ERD 按如下公式计算：

$$ERD = [(A - R)/R] \times 100$$

其中，$A$ = 对应事件后的阶段；$R$ = 基线期内的功率。整个过程可参见图 4-2。

除了简单计算 ERD 外，还可以创建 ERD 图，以便检查大脑活动的时频和空间特征[185]。上述过程针对多个频带和电极进行重复。然后，将结果以三维地形图的形式呈现，以便查看哪些 EEG 电极和频率带显示了 ERD，并适合用于实现 BCI。还可以仅显示与基线期有显著统计差异的数值，以便解释图形。此过程的示例如图 4-3 所示。

值得一提的是，事件相关同步化（event-related synchronization，ERS）也很重要，它是大脑振荡活动中功率增加的现象。与 ERD 一样，ERS 也与自主运动功能相关，并且可以通过多种技术来测量大脑活动。例如，通常在完成或想象运动后，在 β 频率带中可观察到 ERS 现象。

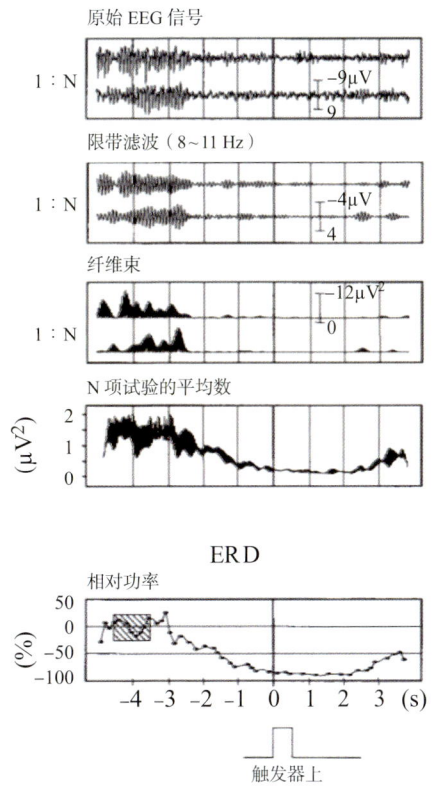

**图 4-2** 在 8~12 Hz 频率范围内计算 ERD 的示例图
该图清晰地阐述了计算 ERD 的步骤（图片修改自文献[184]）

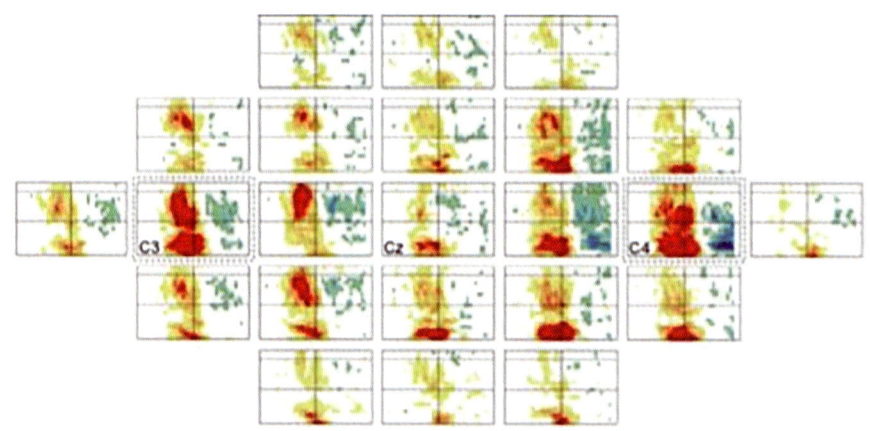

**图 4-3 ERD 图的示例**

该图展示了由 23 个 EEG 通道计算得出的 ERD 图,仅显示了显著的 ERD 数值(图片修改自文献[185])

## 二、运动相关皮质电位

第二种用于实现脑机接口的脑电特征是与自主运动相关联的运动相关皮质电位(motor-related cortical potential,MRCP)。可能使用的其他名称包括条件负偏置(contingent negative variation,CNV)和准备电位(bereitschaft potential,BP),尽管 MRCP 通常包括与运动相关的所有电位[186](包括 CNV 和 BP)。

MRCP 是一种缓慢的皮质电位,在低于 5 Hz 的频率下可以观察到缓慢负偏移[187]。该电位反映了前运动皮质和辅助运动区在提示性运动和自发运动时的激活[188]。MRCP 最大的负性与真实或想象运动的开始时间相关[187]。与实现脑机接口系统相关的是,MRCP 可以用于检测运动意图,或想象几秒钟之前的运动意图[189]。还需注意的是,MRCP 的操作不需要训练[188],这与许多使用 ERD 的系统不同。与其他电位一样,MRCP 的振幅与正在进行的 EEG 活动相比较小。因此,MRCP 的计算需要对一些试验数据进行平均处理(如 40~50 次[190]),并与试验提示或运动开始时间相对应。空间滤波也可以通过减去周围电极的平均活动来使用,从而增强 MRCP[191,192]。

## 第六节　脑机接口的应用

### 一、增强性沟通

BCI 技术的发展可帮助到行动不便的人，特别是早期的 BCI 展现了帮助行动不便的人们的潜力。当患者失去自主运动的功能且保留认知功能时，自主讲话也变得困难，并且也不能依赖于自主运动（如面部运动、眼神、眨眼）的替代性和增强性沟通设备。因此，最初设计 BCI 系统的应用之一是促进这类人群的沟通，这也是驱动其发展的强烈动机之一。

其中早期一个重要的系统是精神假肢（Mental Prosthesis）[193]。这能让用户使用 P300 电位来进行打字，P300 电位是在刺激后 300 ms 内可见的一种积极反应，可在脑电活动中出现。这些刺激必须是用户认为有意义且稀有的事件。在精神假肢的例子中，使用者可以通过一张表格显示的字母和某些标点符号进行打字。每一行和每一列会随机闪烁。为了选择一个字符，用户可数一下想要选择的字符闪烁的次数（与闪烁事件相关）。由于 P300 仅由所需的字符产生反应，因此 BCI 可以确定哪个字符（即矩阵上的元素）是用户打算选择的字符。基于 P300 的 BCI 的研究和开发得到了延续，最近的研究包括机器人、矫形器和环境控制等领域，还将 BCI 与增强现实（augmented reality，AR）系统以及触觉刺激相结合[194–196]。

### 二、计算机访问

另一个重要的早期应用是使用 BCI 技术控制个人电脑，特别是控制指针（鼠标）。可能基于大多数公众使用的计算机都使用图形用户界面。因此，有多个 BCI 的例子，可以使用 EEG[197–200]、ECoG[165,168,170,201,202] 和颅内记录[157,203] 来控制 1 个或 2 个维度的移动指针。

## 三、其他应用程序

除了辅助技术应用之外，还有一系列展示创新 BCI 技术应用的可行性示范项目。包括控制四旋翼无人机[204]、在三维虚拟空间中控制光标[205,206]、控制人形机器人[207]、使用颅内[160,208,209]和 EEG 信号[210]控制机器臂，以及控制经颅磁刺激器在不同人体中产生运动反应（即脑对脑接口）等[211]。

## 四、瘫痪后运动康复

BCI 系统逐渐被设计用于恢复运动功能，随之出现了一些相关应用。这些应用的发展可能并不令人惊讶，因为 BCI 研究的动机是帮助残疾的个体。

### （一）BCI 触发的活动矫形器

BCI 应用最早的例子是通过活动或矫形器来恢复运动。早期设备促进瘫痪后运动的例子之一是 Pfurtscheller 等报道的 1 例长期四肢瘫痪患者（约 12 年前 $C_4/C_5$ 水平出现瘫痪）使用手矫形器的情况[212]。患者想象通过移动足来关闭左手矫形器，打开设备想象通过移动对侧（右）手来实现。想象的足部运动在 16~18 Hz 范围（β 波）的 EEG 功率上引起了中央区域（Cz）的增加，与使用线性判别分析（LDA）分类时想象右手运动容易区分。这种 β 波活动的起始变得越快（即更早出现），则代表潜在的与定期练习相关的神经可塑性越好。此外，用户可以使用该系统执行功能任务（如吃苹果）。

### （二）BCI 控制假肢

另一个重要的例子是由 Hochberg 等提供的，他们报道使用颅内活动来控制假肢手的关闭和打开[157]。该研究中的患者由于创伤性脊髓损伤在研究进行的前 3 年罹患四肢瘫痪（$C_4$）。研究小组对其植入了一个包含 96 个微电极的阵列，放置在运动皮质区域。通过使用线性滤波器将神经元集合中的单个细胞的发放频率转换为连续的二维控制信号。该系统使患者能够控制计算机光标及机械臂。同一系统还允许通过少量修改来控制假肢手臂。

另一个使用颅内记录的系统即控制多自由度的假肢手臂[160]。使用一个 96

通道微电极阵列获取的电活动来控制空间中的平移和方向,以及关闭机械手臂来执行抓握动作。一个被诊断为脊髓小脑退行性变的患者使用该系统有效地操纵了几个小物体(一个球、一块石头,以及不同大小的方块和圆管)。如今,BCI 技术用于恢复运动的研究仍然是一个重要的领域。目前的研究已经扩展到了控制外骨骼,旨在为患有脊髓损伤的个体提供步行援助。

### (三)虚拟现实

虚拟现实(VR)提供了安全环境下开发 BCI 技术以实现移动的必要条件。VR 还在其他情况下提供了一个初步测试平台,为运动恢复复杂应用的全面实施做好准备。VR 所获得的这些结果,最终使物理等效 BCI 技术得以创建。

2007 年,Leeb 等报道了在虚拟环境中控制运动的研究成果[183]。该研究包括 1 例因颈椎水平($C_4$ 不完全性)脊髓损伤多年而导致的四肢瘫痪患者。经过 4 个月训练,该患者能够在需要时通过想象足部运动,来激发头部中央区域产生 β 频率带的电活动爆发。这使实验人员能够创建一个适用于异步应用程序的类似开关的 BCI。在实验过程中,患者坐在一个洞穴 VR 系统中,该系统由多投影屏幕组成,提供了一种沉浸式现实体验。该患者能够移动 15 个角色,且确保为每个角色停留片刻。

加州大学欧文分校的一组研究人员描述了一种在 VR 环境中控制行走的系统[213]。他们使用 64 通道的脑电图记录 9 例参与者,其中 1 例因脊髓损伤($T_8$)而导致截瘫已有 11 年的患者,其能够在 10 个直线上的虚拟角色之间行走和停止。值得注意的是,该系统只需要 10 分钟就能让参与者和 BCI 开始运行。这项工作的结果表明了 BCI 系统恢复下肢功能的可行性。该研究团队后来报道了 5 例患有慢性脊髓损伤的患者,其中包括 4 例截瘫(所有人都在 $T_1$ 水平)和 1 例四肢瘫痪($C_5$,脊髓空洞症)的患者成功使用相同的系统[214]。

凯斯西储大学研究人员展示了对虚拟手臂进行实时双自由度控制的能力。该研究的参与者是 1 例因脑干梗死而导致四肢瘫痪的 56 岁女性患者。其手臂和下肢没有功能性动作,但体感功能完好,也无法说话。患者左大脑皮质(前中回)

植入了一个颅内电极阵列，用于代表手臂。在每次实验会话开始时，实验人员先训练一个解码器（卡尔曼滤波器），将单个神经元的活动转换为一个虚拟手臂模拟器的指令。该模拟器具有逼真的动力学，并在电脑屏幕上以图形形式呈现。参与者可以成功地控制手臂的移动。尽管这项工作没有描述使用沉浸式 VR，但它是虚拟表现被用于推动 BCI 应用的重要例子。这项工作为研究人员后续使用 FES 来控制实际手臂的工作提供了一个测试和开发平台[161]。

### （四）外骨骼机器人

Do 等报道了控制机器人系统以促进行走的研究[215]。一个由于 SCI（$T_6$ 损伤）而导致截瘫的患者能够借助机器人吊带在跑步机上行走。通过想象的步态激活了机器人。使用线性贝叶斯分类器对 64 个活动通道的 EEG 频谱特征进行分析，从而识别出想象中的动作。该系统允许用户在 5 次 5 分钟的尝试中行走。最近，López-Larraz 进行了一项概念验证研究，其中 4 例因创伤性 SCI 而导致截瘫（$L_1$、$T_{11}$ 和 $T_{12}$）的患者控制外骨骼机器人，以促进不需要体重支撑的行走[216]。研究参与者具有良好的步态康复预后，试图移动右腿来激活外骨骼的 2 个步骤序列（右和左）。他们的系统从 13 个 EEG 通道（额中央、中央和中心顶叶；$FC_3$、$FC_z$、$FC_4$、$C_3$、$C_1$、$C_z$、$C_2$、$C_4$、$CP_3$、$CP_1$、$CP_z$、$CP_2$ 和 $CP_4$）提取 ERD 和 MRCP，并使用稀疏判别分析（sparse discriminant analysis，SDA）对其进行分类。作者将本篇论文描述为该系统将来作为恢复 SCI 个体步态的康复干预的测试基础。

### （五）BCI 触发的功能性电刺激

另一种恢复运动的基本方法是使用 BCI 技术控制功能性电刺激（FES）装置。如第二章所述，FES 是一种使用高度控制的电流释放产生肌肉收缩的技术。精心选择需要刺激的肌肉和刺激它们的顺序可产生用于运动功能的动作（例如，从桌子上举起杯子）。

Pfurtscheller 等首次报道了一种使用来自患有 $C_5$ 截瘫的个体的脑电活动记录的 FES 系统，该个体因完全脊髓损伤所致[217]。与研究人员之前在手部矫形器上的工作[212]类似，参与者想象足部运动，从而增加 β（17 Hz）频率范围的活动。EEG 设置使用一个双极 EEG 通道，电极距中心位置 Cz 的 10~20 电极放置系统前后各 2.5 cm。线性判别分析（LAD）确定了增加 β 活动的存在并触发了 FES 系统。刺激促进了手的功能（即手张开和侧向抓握）。更具体地说，每次 BCI 激活都会转换到刺激器的不同状态，该状态始终按照相同的顺序进行：手张开（即手指伸展），手指屈曲，拇指屈曲，手张开和休息（即所有刺激停止并准备好下一组 BCI 激活）。这种方法表现为瘫痪个体恢复运动的巨大潜力，可以改善他们的独立性和生存质量（QoL）。

Pfurtscheller 等后来报道了使用 BCI[218] 控制植入 FES 系统以恢复上肢功能。一个 LDA 分类器在 β 频率范围内（12~14 Hz 和 18~22 Hz）的 2 个频率波段使用功率下降（ERD）。成功的 ERD 分类触发了 FES 系统的状态转变，就像他们之前的研究[217]，包括手张开和侧向抓握（即手指屈曲、拇指屈曲）。重要的是，FES 系统的控制仅在 3 天后就已实现，这表明该技术适用于临床应用。

在一项演示工作中，Marguez-Chin 等提出了一种由 ECoG 信号在线分类[171] 触发的神经假肢的控制。该研究的参与者很单一，是 $C_6$ 水平脊髓损伤的患者，研究员配备了一个电刺激系统，该系统可以对与不同运动相关的 ECoG 活动（向右或向左）的手腕活动进行分类。作为治疗癫痫的一部分，监测程序在不同的参与者中记录了 ECoG 信号。对 ECoG 记录的正确分类会触发特定的刺激序列。

Rohm 等展示了一种用于恢复伸手和抓握功能的混合系统[219]。在他们的研究中，电刺激促进了手部运动（侧向抓握和手张开）和肘伸展。同时，带有电子锁的矫形器可产生肘屈曲运动（电刺激不足以达到这个效果）。参与者的肩部位置决定了手的张合和肘关节的位置。BCI 分类通过想象手部和肘部运动而引起的 ERD 模式，并使用线性判别分析（LDA）确定随意肩部运动是控制手部或肘部运动，还是控制进入休息状态。该系统在一个完全脊髓损伤（$C_4$）导致四肢瘫痪的患者身上进行了改进和测试，该患者可以使用该系统执行功能任务。例如，进食和签字。

最近，Ajiboye 等展示了在皮质内控制手臂支持和多通道功能性电刺激系统，以恢复手部伸展和抓握能力[161]。受试者在研究前 8 年遭受了颈椎高位脊髓损伤（$C_4$），导致了四肢瘫痪。在这位 53 岁男性患者的优势运动皮质手部表征区域植入了两个 96 通道微电极阵列。4 个月后，受试者接受了植入式 FES 系统以促进上肢运动。在研究中，受试者还依赖电子支撑辅助手臂来克服重力。BCI 使用单个神经元阈值穿越速率和高频带（200 Hz~3 kHz）中的功率作为参数，并在 20 ms 窗口内对这两个参数进行估计来识别神经特征。神经特征由线性滤波器处理，将其转化为肘部、手腕和手的控制指令，或控制电动支撑臂的位置。经过几个月不同策略（包括控制虚拟手臂）的训练后，受试者可以使用该系统进行伸手和抓握运动来完成独立进食和喝咖啡。

同一年，Friedenberg 等创建了一套新的 BCI 控制 FES 系统，可直接控制肌肉收缩的程度，而并非触发预先记录的刺激序列[220]。该研究的单个受试者患有 $C_5$~$C_6$ 的脊髓损伤，并植入了一个 96 通道的皮质内电极阵列，放置在左侧的初级皮质。神经活动使用平均小波功率进行量化，并使用支持向量回归将其转换为 140 通道 FES 系统的控制指令。刺激产生手腕运动，神经活动控制其强度。使用该系统，受试者能够在受到阻力的情况下弯曲手腕到特定的目标角度。

# 第五章 脑机接口与神经康复

脑机接口（BCI）系统最令人兴奋的应用之一是在瘫痪后恢复自主运动。与其用作辅助设备以通过持续使用增强功能不同，恢复性应用程序作为短期治疗干预的一部分，只在有限时间段内使用。在这种情况下，患者参加几个疗程之后会停止使用 BCI。将 BCI 整合到神经康复中的目标是希望增强治疗效果，从而提高患者的自主性和生存质量（QoL）。在本章中，我们描述了几个重要的 BCI 用于恢复自主运动功能的示例，提供了迄今探索的各种方法的样本。

## 第一节 脑机接口与神经康复的联系

尽管有些争议，但发展 BCI 技术以用于神经康复的关键一步是开发控制瘫痪后促进运动的设备。除了探索 BCI 系统的新应用之外，具有大脑信号控制运动恢复的设备使得向用户提供本体感觉和体感反馈成为可能，而早期 BCI 工作中使用的视觉模式更为常见。新的多感官反馈提供了一个创造系统的机会，这些系统有可能首次利用感觉运动活动并具有潜在的长期治疗效果[221]。

BCI 系统的操作需要运动想象和运动神经康复，这两者在多个方面存在重叠。BCI 系统本身就是一种康复设备[222]。这 2 个领域交汇的核心是，学习如何使用运动想象操作 BCI 和恢复执行特定运动任务的能力，都依赖于促进神经可塑性变化，以实现性能的提高（无论是控制电子设备还是在瘫痪后的功能恢复）。

BCI 技术还可验证患者是否参与治疗；BCI 为治疗师和患者提供了一个机会，以确保治疗期间练习的动作是由患者大脑的积极想象或尝试来支配。

运动想象除了在脑机接口实施和控制方面的广泛应用外，还是一种神经康复的策略。顾名思义，在运动想象中，患者想象成功地执行精确运动，但没有明显的运动输出。在神经康复过程中，患者反复想象特定任务（通常称为心理实践）[223]。运动想象激活的神经网络与执行实际任务时相似，而且这种策略几乎不需要任何资源，可以在任何地方进行练习。所有这些因素以及反复练习特定任务能够产生神经可塑性变化进而促进脑卒中后运动功能恢复的观点[224]，使得运动想象成为神经康复的重要一环。有良好的证据表明，运动想象本身或与其他形式的治疗（限制诱导运动疗法）结合使用，可以帮助脑卒中后的上肢功能恢复[225]。

## 第二节　脑机接口在神经康复中的应用

迄今为止，在脑卒中和脊髓损伤后将脑机接口系统整合到自主运动康复中的方法主要有两种。第一种方法是将脑机接口作为辅助治疗，而第二种策略则将脑机接口作为初期干预治疗的一部分。

### 一、脑机接口作为辅助治疗

脑机接口作为治疗的辅助手段需要患者在康复过程中积极参与治疗。此外，他们还需要进行辅助训练，以学会使用运动想象来操作脑机接口。这种方法的动机在于，当患者通过学习能够产生类似于健康个体运动相关的大脑活动时，其余控制运动的神经结构也会恢复正常，进而增加治疗效果。这种方法的明显优点是其可以与任何康复干预措施结合使用，在神经系统疾病康复的各种治疗方法中发挥作用。

### 二、脑机接口在康复过程中触发自主运动

将脑机接口技术与康复相结合的第二种方法是使用该技术来触发辅助运动的额外设备。这种方法确保在想象运动或尝试运动时产生的运动相关活动与体感和本体信息相吻合，即与所练习的运动在时间上相关并一致，这一概念如图 5-1 所

示。

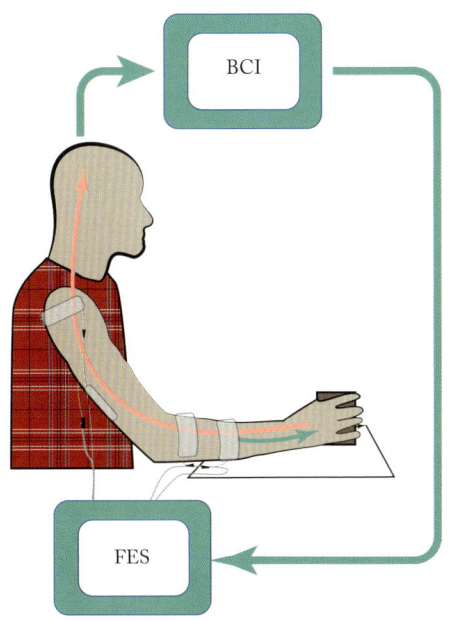

图 5-1　BCI 触发运动恢复设备

该图展示了使用脑机接口触发功能性电刺激系统,触发用户握住杯子。在这个概念图像中,脑机接口检测到用户抓握杯子的意图或尝试去抓握杯子,并触发特定设计的电刺激来协助完成握杯动作的指令。与图中展示的概念相比,由此所产生的反馈(橙色箭头)不仅是视觉反馈,还包括由接触杯子以及肌肉收缩和运动引起的体感和本体信息。这种同时存在的传出(即运动指令)以及传入(即感觉反馈)活动被认为会引起神经的可塑性变化,从而促进随意运动的恢复

## 第三节　脑机接口在脑卒中后运动恢复的应用

对于脑卒中患者来说,基于脑机接口的康复干预的发展可能会带来显著的益处。

### 一、上肢功能

在探索 BCI 技术用于康复治疗的领域中,其中一个最活跃的领域是脑卒中后上肢功能的恢复。这个领域的研究无论是与动力矫形器、康复机器人还是电

刺激系统结合使用，都为我们提供了首次机会，以了解将 BCI 作为神经康复工具的优势和挑战。接下来的内容描述了将 BCI 系统与恢复手部伸展和抓握能力的康复治疗相结合的重要示例。

（一）手臂功能

2014 年，Ang 等[226] 报道了将 BCI 和康复机器人组合使用以恢复因脑卒中引起的肢体瘫痪而导致的手臂伸展功能的研究（图 5-2）。在他们的随机对照试验中，11 名参与者接受了 12 次干预，想象使用患侧的肢体来执行屏幕上显示的 8 个目标伸展，从而触发来自 Manus 机器人（Interactive Motion Technologies USA，Watertown，MA）的援助。其余 14 名参与者仅使用机器人系统完成治疗。每个疗程持续 90 分钟，其中 20 分钟用于设置设备，然后有目标地完成 160 次尝试。研究表明，这种干预是有效和安全的。此外，使用 BCI 和机器人进行干预的每个疗程中，重复次数（136 次）是仅使用机器人（1040 次）时的一小部分，但两种方法都取得了一定程度的改善。有关此研究的临床和技术细节如表 5-1 和表 5-2 所示。

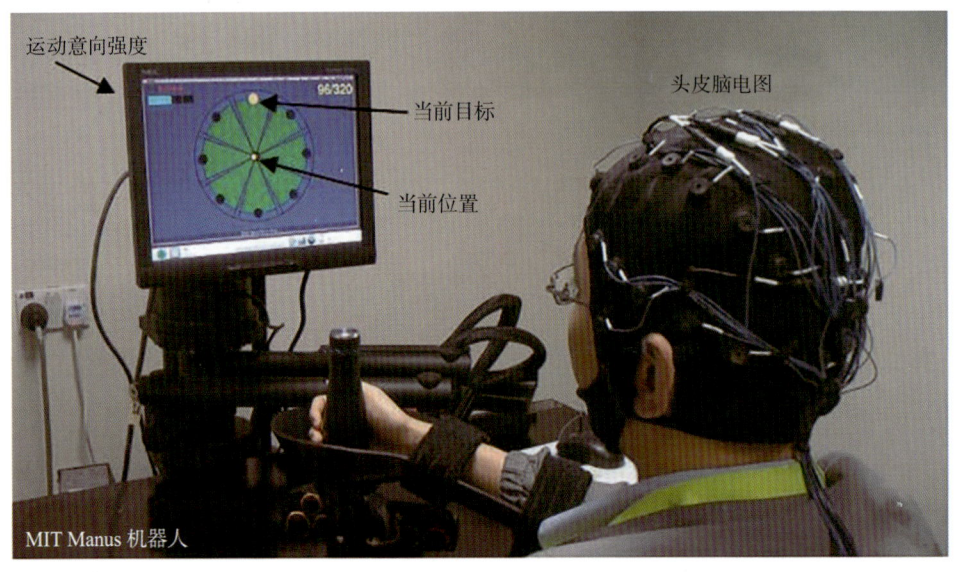

图 5-2　BCI 控制的康复机器人恢复手臂运动组图[227]

表 5-1 探索使用脑机接口恢复脑卒中后的手臂功能的临床研究

| 参考文献 | 干预措施 | 想象、尝试、观察到的运动 | 康复目标 | 治疗疗程数量 | 主要功能转归指标 | 增加的主要结局指标 |
| --- | --- | --- | --- | --- | --- | --- |
| [226] | BCI控制的康复机器人 | 想象着手臂伸向放射状排列的目标 | 手臂可以伸展 | 12 | Fugl-Meyer评估（FMA） | 4.5 |

表 5-2 脑机接口恢复脑卒中后的手臂功能的技术细节

| 参考文献 | 脑电活动记录技术 | 传感器或电极的数量 | 大脑活动特征 | 分类器或探测器 |
| --- | --- | --- | --- | --- |
| [226] | 脑电图 | 27 | 具备空间频率滤波的脑电图 | 贝叶斯分类窗格算法 |

## （二）手部功能

在2009年，Daly等报道了使用BCI触发的FES系统恢复手部运动的研究[228]。该研究的参与者是一名46岁的女性，于10个月前发生脑卒中，导致患者无法单独移动受累的手指。实验者在同侧大脑皮质中记录EEG信号，记录期间进行尝试或想象手指运动，然后放松。FES系统旨在促进示指的伸展，每当特定频率范围内的功率低于多个试验中计算的移动平均值时，便会触发该系统。仅经过9个治疗疗程后，参与者就能够独立移动示指。有关该研究的临床和技术细节如表5-3和表5-4所示。

2013年，Mihara等进行了一项原理验证研究，以测试使用NIRS促进手部功能恢复的效果[229]。该研究招募了过去6个月内发生脑卒中的患者。在引入BCI系统之前，每个患者每天接受1小时的物理、职能和言语（如果需要）治疗（最多共3小时），疗程为1周。10例患者进行了为期2周的20分钟的心理练习。每个疗程包括10分钟的运动想象控制的视频游戏和10分钟的运动想象训练。整个治疗期间，在计算机屏幕上向患者展示了代表想象手部运动的神经反馈。其余（10例）患者经历了类似的过程，只是其生物反馈激活的方式是随机的。真实的生物反馈比随机的反馈降低了障碍水平，比随机的反馈效果更好。

表 5-3　探究使用脑机接口恢复脑卒中后手部功能的样本研究的临床细节

| 参考文献 | 干预措施 | 想象、尝试观察到的动作 | 康复目标 | 时域 | 主要功能评价指标 | 增加的主要结局指标 |
|---|---|---|---|---|---|---|
| [228] | 脑机接口-功能性电刺激 | 想象和尝试示指伸展和放松 | 示指伸展 | 9 | 示指弯曲角度 | 26° |
| [229] | 屏幕上显示神经反馈 | 视频游戏引导下的肘部和手指运动想象，再通过10分钟的具有神经反馈作用的动觉运动想象 | 手部运动 | 6 | Fugl-Meyer评估（FMA） | 6.6 |
| [230] | 脑机接口控制的功能性电刺激，使用基于视频游戏的生物反馈来指导想象上肢运动 | 手腕和手部伸展 | 手指伸展 | 24 | Fugl-Meyer评估（FMA） | 9分（大约） |
| [231] | 脑机接口控制下的手部外骨骼和以虚拟手形式出现在屏幕上的神经反馈 | 尝试手指伸展 | 手指伸展 | 2020年12月 | 脑卒中功能障碍评定量表（SIAS） | 1 |
| [233] | 脑机接口控制的康复机器人 | 手腕部旋转和旋后；抓握和松开 | 手腕和手指运动 | 18 | Fugl-Meyer评估（FMA） | 9.7 |
| [234] | 所有参与者的手部功能在脑机接口的控制下，屏幕上呈现出与解剖学一致的生物反馈 | 抓握和手指伸展 | 手部功能 | 12 | Fugl-Meyer评估（FMA） | 44±34.7 |
| [235] | 动作观察训练结合脑机接口控制的功能性电刺激 | 从视频记录中观察手腕部运动 | 腕部伸展 | 20 | Fugl-Meyer评估（FMA）-上肢末端分项得分 | 7.87 |
| [236] | 脑机接口触发的功能性电刺激 | 尝试张开手 | 手腕和手指伸展 | 10 | Fugl-Meyer评估（FMA），-上肢末端分项得分 | 6.6±3.6 |

表 5-4 探究使用脑机接口恢复脑卒中后手部功能的样本研究的技术细节

| 参考文献 | 大脑活动记录技术 | 传感器或电极数量 | 脑部活动特征 | 分类器或检测器 |
| --- | --- | --- | --- | --- |
| [228] | 脑电图 | 1 | 功率降低 | 阈值比较 |
| [229] | 近红外光谱 | 3 | 任务相关皮质激活变化的 β 系数和 t 值 | — |
| [230] | 脑电图 | 16 | 空间光谱特征 | 支持向量机（SVM） |
| [231] | 脑电图 | 1个双极通道 | — | — |
| [233] | 脑电图 | 27 | 空间频率滤波脑电信号 | 朴素贝叶斯 Parzen 窗口分类算法 |
| [234] | 脑电图 | 31 | 空间谱滤波脑电信号的功率降低 | — |
| [235] | 脑电图 | 2 | 感觉运动节律（SMR；12~15 Hz；注意力不集中）和中 β 节律（16~20 Hz；注意力集中），除以 θ 波段活动（4~7 Hz） | 阈值比较 |
| [236] | 脑电图 | 16 | 4~30 Hz 范围内的感觉运动节律 | 高斯分类器 |

Li 等对使用 BCI 运动想象恢复因脑卒中导致的严重瘫痪患者的手部功能的效果做了探索研究。该研究对象为 8 例在参加研究前 6 个月内因脑卒中而严重偏瘫的患者[230]。在 8 周内，参与者每周接受 3 次常规治疗（物理和运动疗法及针灸）和 BCI 触发的电刺激治疗，每次持续 60~90 分钟（图 5-3）。在干预之前，参与者接受了训练以帮助他们通过"想象喝水"的任务进行运动想象。在每个治疗期间，参与者通过想象手部运动来控制多个游戏。在 BCI 成功触发 5 次后，该系统会启动电刺激进而促进手部张开。对照组包括 7 个参与者，接受常规治疗和 20 分钟的单独 FES 疗法（即不使用 BCI）。接受 BCI 控制的 FES 干预的个体，显示出运动功能改善、双侧大脑半球的激活，以及增强了事件相关去同步化。

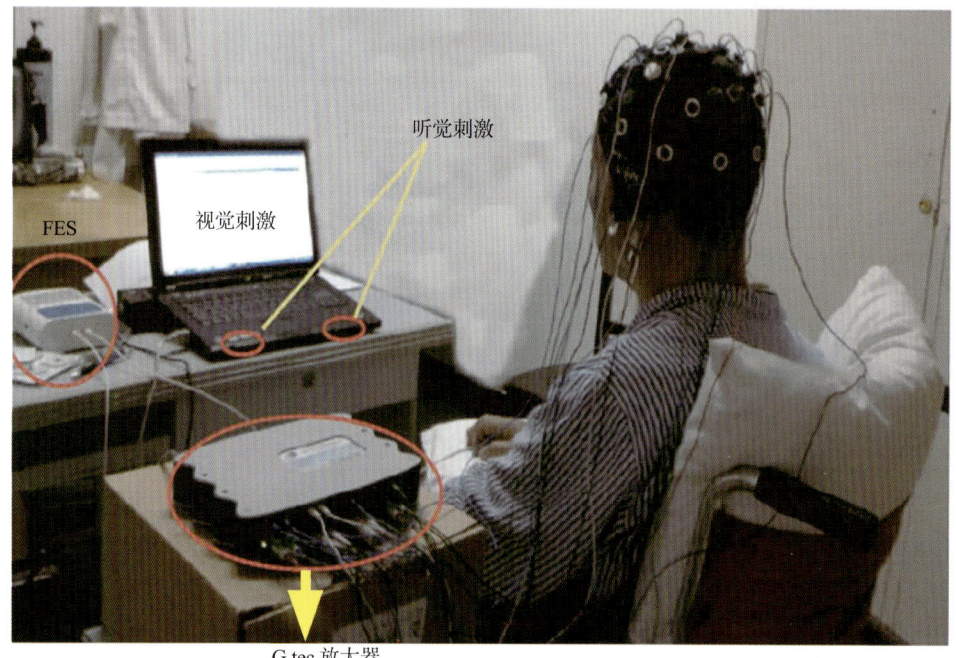

图 5-3 BCI 控制的用于手部功能恢复的康复功能性电刺激系统[230]

Ono 等报道了一项研究，描述了使用 BCI 控制的手部矫形器在亚急性和慢性康复阶段的反馈对手部功能恢复效果的影响[231]。该项研究早期有 12 名参与者，其中有 6 名用受累的手想象运动，结果产生的 ERD 触发用于促进手指伸展的矫形器。其余的参与者通过虚拟手部展开的形式接受视觉反馈。经过 12~20 次干预后，接受矫形器反馈的参与者显示出增加的肌电图活动，以及脑卒中功能障碍评定量表（SIAS）中手指功能评分的改善[232]，这表明了体感反馈对干预的疗效至关重要。

在另一项研究中，Ang 等报道了一种将 BCI 与机器人相结合的方法，旨在辅助手部张合、前臂的旋前和旋后[233]（图 5-4）。在这项三臂、单盲、随机对照试验中，21 例患者参加了 18 个疗程，每次 90 分钟，重点关注使用机器人辅助手部康复的腕部、握持和释放功能，有或没有 BCI 激活，或由治疗师提供治疗。被分配到机器人治疗组的参与者完成了 120 次试验，随后再由治疗师提供 30 分钟的治疗。BCI 使用 27 个 EEG 通道检测 ERD。尽管没有发现组间差异，但接受 BCI 激活的机器人治疗的参与者在整个研究期间进行的 4 项测试中，有 3 项的缺陷改善显著高于其他组。

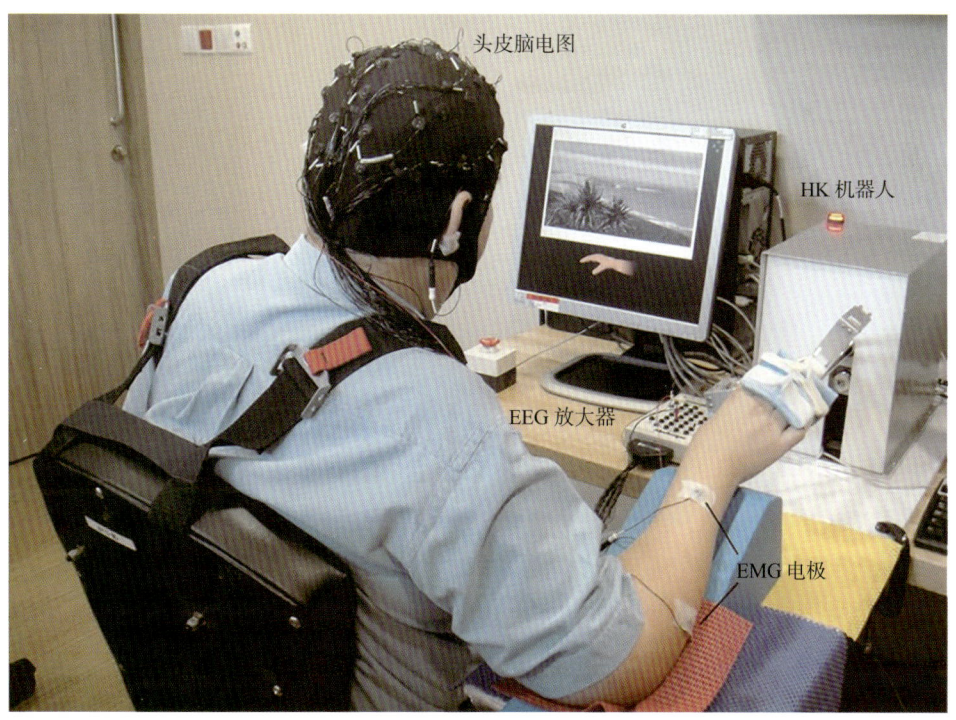

**图 5-4** BCI 控制的恢复腕和手部运动的康复机器人 [233]

脑机接口：脑卒中和脊髓损伤后的神经康复

　　Pichiorri 等进行了一项初步的随机对照试验，以评估 BCI 辅助技术的低成本、临床可行的运动想象干预方案的疗效[234]。该研究纳入了 28 例在医院接受康复治疗的亚急性脑卒中患者，他们在医院中参与了该研究。参与者除了接受医院提供的脑卒中康复治疗外，还接受每周 3 次为期 1 个月的训练。他们练习想象使用患侧手进行抓握和手指伸展（手部张合）的动作约 30 分钟。BCI 系统通过覆盖在他们真实手部的白色毯子上投影虚拟手来引导，有 14 例患者接受了此项治疗（图 5-5）。同时，治疗师还可以监测运动想象相关的活动并指导患者。其余的 14 例患者在屏幕上收到了类似于治疗组使用的手部图像的反馈，但 BCI 没有控制反馈。干预后，通过 BCI 进行训练的参与者的缺陷程度有了较大改善，并且有更高的临床意义改善的可能性。此外，在 BCI 组中，与运动想象相关的感觉皮层的活动弱化更为强烈，这表明发生了神经可塑性变化。

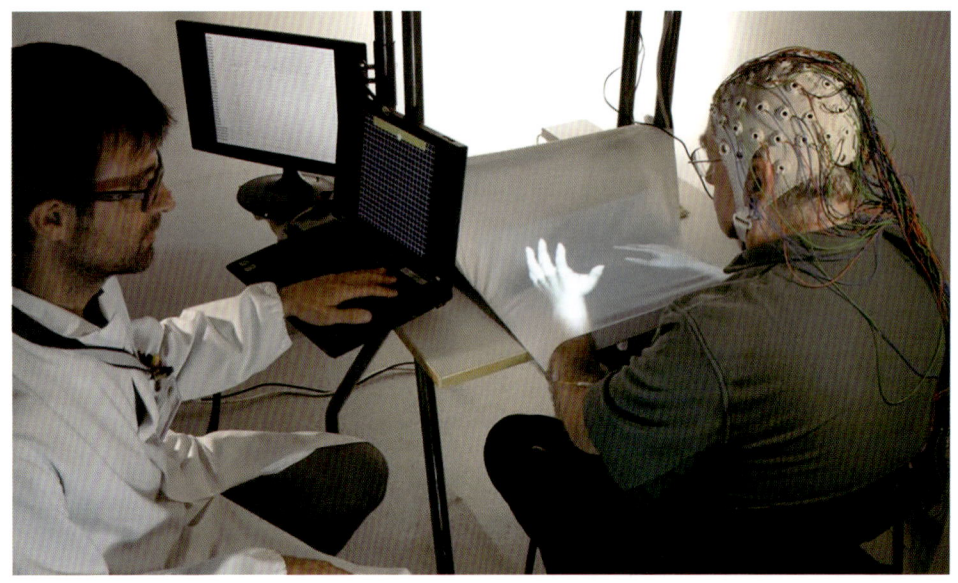

图 5-5　BCI 控制引导系统促进手运动的运动想象示意图[234]

　　最近，Kim 等进行了一项随机对照试验，以测试 BCI 控制的 FES 系统和动作观察训练（action observation training，AOT）相结合的疗法对脑卒中后偏瘫患者上肢功能恢复的有效性[235]。AOT是一种治疗方法，即患者在观察他人执行目标导向的动作时，可以激活与实际运动执行相关的皮质区域。此疗法被引入并作为脑卒中康复的补充疗法，以帮助患者恢复运动能力。相关实践研究中，32名参与者都接受了每日30分钟的职能治疗，其中17名还参加了每周3次的同样时长的课程，其中包括BCI+FES联合的AOT。在屏幕上展示了多个动作，包括日常生活中使用的多种活动（如折叠毛巾、使用剪刀、拧开水龙头等）。医生要求患者在观看这些视频时主要关注手腕的运动，当恰好观看到该运动时会触发BCI系统，进而激活产生手腕伸展的刺激。在接受了为期4周的训练后，接受BCI+FEST联合的AOT治疗的参与者表现出更显著的缺陷减轻和手部功能改善。

Biasiucci等也报道了将BCI技术与FES相结合的治疗效果[236]。在这项研究中，参与者为脑卒中后10个月以上的患者，有中度到重度偏瘫，他们会试图伸展手腕和手部（即手张开）。对于14名参与者而言，BCI识别了这一尝试，从而触发了FES继而产生既定的运动。研究小组对13名对照组参与者进行了随机刺激。两组均每周进行2次治疗，为期5周。干预结束时，BCI组的参与者表现出的障碍减轻具有临床意义，被刺激肌肉（指伸肌）的力量显著高于对照组。值得注意的是，研究参与者经历了显著的随意运动功能恢复，且在干预后持续了1年。详细的脑电图分析显示，受影响的运动区域内的连接性增加，这种更密集的连接性与运动功能改善相关。

### （三）手部和手臂功能

Ramos-Murguialday等在2013年进行了一项研究，比较了使用手臂和手部矫形器，通过脑机接口或随机激活后，接受1小时物理治疗的效果[237]（图5-6）。所有参与者都因脑卒中在至少10个月内无法主动屈指。参与者尝试用患侧的手去伸手、抓取、取回和放下一个苹果。32名参与者中有16名尝试运动所产生的事件相关去同步现象被脑机接口信号检测到，这种现象触发了一个手部或手臂驱动的矫形器。相比之下，其余的16名参与者中，矫形器被随机激活。两组参与者都在矫形器治疗后立即接受了 1 个小时的物理治疗。经过 17 天的训练，脑机接口组表现出肌电活动和经 Fugl-Meyer 评估损伤测量后上肢功能的改善。本研究的临床和技术详细细节可参见表 5-5 和表 5-6。Ramos-Murguialday 等最近进行的另一项随访研究显示，两组参与者都遵循居家治疗方案，其中使用基于脑机接口的治疗措施观察到了显著变化，且这种变化在最初的干预措施后持续了 6 个月[238]。

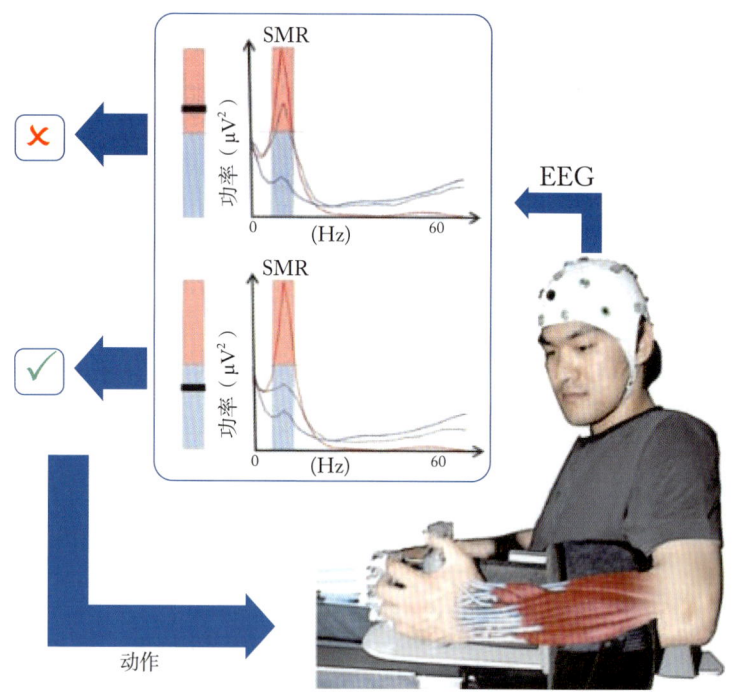

图 5-6　脑机接口控制下用于恢复上肢运动功能的矫形器[237]

表 5-5　探究使用脑机接口恢复手部和手臂功能的样本研究的技术细节

| 参考文献 | 干预措施 | 想象、尝试观察到的动作 | 康复目标 | 时域 | 主要功能评价指标 | 增加的主要结局指标 |
| --- | --- | --- | --- | --- | --- | --- |
| [237] | 在脑机接口控制的伸手或抓握矫形器后立即进行物理治疗 | 患肢的意向性伸手和抓握动作 | 手臂伸展和手的张开和抓握 | 17.8 ± 14 天 | 综合手部和改良手臂 Fugl-Meyer 评估 | 3.41 ± 0.563 |

表 5-6 探究使用脑机接口恢复脑卒中后手部和手臂功能的样本研究的技术细节

| 参考文献 | 大脑活动记录技术 | 传感器或电极数量 | 脑部活动特征 | 分类器或检测器 |
|---|---|---|---|---|
| [237] | EEG | 16 | 空间谱系滤波脑电图功率下降 | — |

## 二、下肢功能

Mrachicz-Kersting 最近的一项研究测量了使用脑机接口技术恢复踝关节功能的效果[192]。他们的研究包括了 22 名参与者,这些人都至少有 6 个月以上的脑卒中病史。所有患者都尝试做患侧足部的背屈运动。其中 13 名参与者接受了一种干预措施,即基于运动相关皮质电位(MRCP)的脑机接口识别了可能的肢体运动,并且触发了对腓神经施加的单一脉冲刺激(图 5-7)。值得注意的是,研究人员非常小心地控制着刺激强度,以便由此产生的感觉活动与运动相关皮质电位(MRCP)的负相峰值达到精确的匹配(表示运动皮层的最大激活)。其余的 9 名参与者接受随机刺激。仅 3 次治疗后,结果显示脑机接口组的损伤评分、行走速度和脚踏频率均有所改善。同样,负责进行足背屈运动的胫骨前肌的皮质脊髓束兴奋性在治疗组中有所增加,而在对照组却没有。本研究的临床和技术详细情况参见表 5-7 和表 5-8。该概念验证研究强调了时机(即传出和传入活动之间的同步)对产生神经可塑性变化进而导致运动功能恢复的重要性。

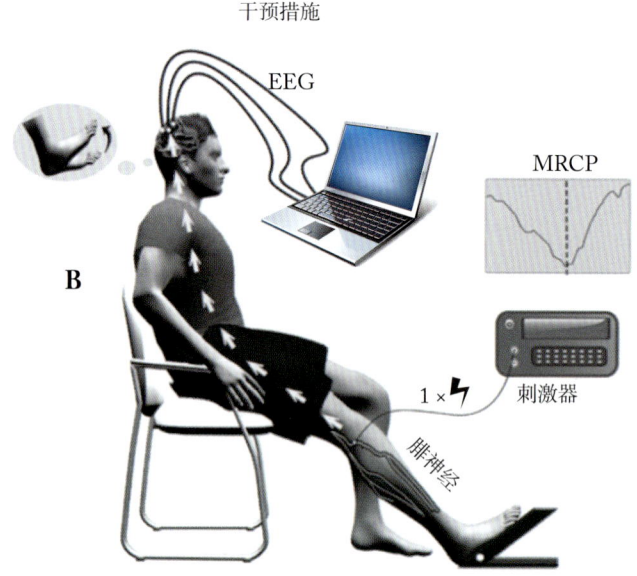

图 5-7　脑机接口触发的腓肠肌刺激用于恢复踝关节功能[192]

表 5-7　探究使用脑机接口恢复脑卒中后下肢功能的样本研究的临床细节

| 参考文献 | 干预措施 | 想象、尝试观察到的动作 | 康复目标 | 时域 | 主要功能评价指标 | 增加的主要结局指标 |
| --- | --- | --- | --- | --- | --- | --- |
| [192] | 对胫骨前肌的单一电刺激，定时使产生的传入活动与MRCP的负相峰值相对应 | 尝试足部背屈 | 足背屈 | 3 | Fugl-Meyer（FM）运动评估 | 0.8 ± 0.46 |

表 5-8　探究使用脑机接口恢复脑卒中后下肢功能的样本研究的技术细节

| 参考文献 | 大脑活动记录技术 | 传感器或电极数量 | 脑部活动特征 | 分类器或检测器 |
| --- | --- | --- | --- | --- |
| [192] | EEG | 10 | 运动相关皮质电位（MRCP） | 局部保留投影学习算法与线性判别分析分类器 |

## 第四节 脑机接口在脊髓损伤后运动功能恢复中的应用

与脑卒中后恢复自主运动而进行的研究相比,探讨脑机接口技术对脊髓损伤后运动康复疗效的研究很少。研究数量有限可能是由于脊髓损伤患者群体规模所致,或与这种情况相关的损伤的严重程度更高有关。此外,脊髓损伤后患者的康复通常需要对身体的左右两侧进行干预。然而,脊髓损伤后恢复自主活动的能力至关重要。运动功能的改善不仅可以提高患者的生存质量(QoL),而且可以使患者完全成功地重新融入社会。

### 一、上肢功能

与脑卒中后的康复一样,脑机接口技术与功能性电刺激疗法在脊髓损伤后恢复上肢功能方面的应用主要侧重于手部功能的恢复(即抓握),且常不包括伸手功能。脊髓损伤后,四肢瘫痪的患者通常将恢复上肢功能列为首要康复任务[73,239]。下面为手部功能恢复的相关研究。

Osuagwu 等[240]测试了脑机接口触发的功能性电刺激干预对脊髓损伤后所致四肢瘫痪患者恢复抓握功能的疗效($C_4$~$C_7$,即脊髓颈 4 和颈 7 节段之间)。干预措施为 20 次治疗,每周给 12 例处于亚急性期(< 3 个月)康复阶段的患者进行 3~5 次 1 小时的治疗服务。7 名参与者接受了脑机接口技术与功能性电刺激疗法,其余 5 名参与者单独接受了功能性电刺激疗法。该脑机接口被设计为使用线性判别分析试图对有运动和没有运动进行区分。该系统使用了 3 个双极脑电通道,通道记录了双侧感觉运动皮质和内侧的电活动。当脑机接口检测到肢体运动的意图时,便触发了功能性电刺激系统。除了功能性电刺激疗法组中的 1 名参与者外,所有被分配的参与者(分别来自治疗组和对照组的 5 名和 3 名)在给予干预措施后,两个手腕的关节活动度(ROM)均有所增加。FEST+BCI 联合组在统计学上有显著的差异,实验所定义的所有肌肉群均得到了双侧改善,包括那些参与控制肩部、上臂、下臂、手腕和手指屈伸的肌肉。相比之下,对

照组仅在肩部（左侧和右侧）和右手的肌肉群组中观察到有显著改善。本研究的临床和技术细节见表 5-9 和表 5-10。

表 5-9 探究使用脑机接口恢复脊髓损伤导致四肢瘫痪后手部功能的样本研究的临床细节

| 参考文献 | 干预措施 | 运动想象、尝试观察到的动作 | 康复目标 | 时域 | 主要功能评价指标 | 增加的主要结局指标 |
| --- | --- | --- | --- | --- | --- | --- |
| [240] | 脑机接口触发的功能性电刺激 | 尝试手部背屈 | 手部开合 | 20 | 左右手腕的关节活动度 | 右手＝15.3°<br>左手＝16.8° |

表 5-10 探究使用脑机接口恢复脊髓损伤导致四肢瘫痪后手部功能的样本研究的技术细节

| 参考文献 | 大脑活动记录技术 | 传感器或电极数量 | 脑部活动特征 | 分类器或检测器 |
| --- | --- | --- | --- | --- |
| [240] | 脑电图 | 3 个双极通道 | 7~30 Hz 脑电图频段的功率 | 线性判别分析（LDA） |

## 二、下肢功能

如同脑卒中后的康复一样，尽管在脊髓损伤后恢复行走能力方面存在技术和临床的挑战，但研究已经开始应用脑机接口技术来改善步态。

在最近的一项研究中，8 例因脊髓损伤而导致慢性截瘫的患者（7 例完全瘫痪和 1 例不完全瘫痪）接受了 12 个月的干预措施以恢复行走能力[241]。在这种长期干预中，Donati 等测试了多种技术的组合，并使用脑机接口技术来提供感觉反馈。该干预措施结合了物理治疗，包括：①在具有视觉触觉反馈的沉浸式虚拟现实（VR）环境中，由脑机接口控制，并在坐姿和站立框架的帮助下进行操作；②在跑步机和地面上使用体重支持系统进行训练；③使用能够由脑机接口控制的提供体感反馈的外骨骼机器人行走。触觉反馈被传递到参与者的前臂上，并与脚部的滚动相对应。参与者首先训练使用想象中的手臂动作来操作脑机接口，随后学习如何通过想象移动下肢来控制它。所有参与者的感觉功能在一些皮肤区域都得到了改善,并且恢复了控制受伤部位以下随意肌收缩的能力,这可转化为更好的行走能力。4名完全性脊髓损伤的参与者在实施干预措施后被重新归类为不完全性脊髓损伤。本研究的临床和技术细节见表5-11和表5-12。

表5-11 探究使用脑机接口恢复脊髓损伤后截瘫步态样本的临床研究细节

| 参考文献 | 干预措施 | 想象、尝试观察到的动作 | 康复目标 | 时域 | 主要功能评价指标 | 增加的主要结局指标 |
|---|---|---|---|---|---|---|
| [241] | ①坐姿时,沉浸式虚拟现实空间中由脑机接口控制;②站立时,沉浸式虚拟现实空间中由脑机接口控制;③使用体重支撑机器人系统行走;④在地面上使用体重支撑系统行走;⑤在跑步机上使用脑机接口控制的体重支撑系统行走;⑥使用增强的外骨骼行走,以提供触觉反馈 | 想象中的步行 | 步态恢复 | 2052(1958h) | — | — |

表5-12 探究使用脑机接口恢复脊髓损伤后截瘫步态样本研究的技术细节

| 参考文献 | 大脑活动记录技术 | 传感器或电极的数量 | 脑部活动特征 | 分类器或检测器 |
|---|---|---|---|---|
| [241] | 脑电图 | 16 | — | 线性鉴别分析 |

# 第六章　脑机接口触发功能性电刺激治疗的实施

## 第一节　引言

正如前文介绍的各种临床试验所见，将脑机接口（BCI）与神经康复相结合的方法之一是将其与功能性电刺激疗法（FEST）结合使用。如第一章和第二章所述，FEST 是一种干预措施，患者在电刺激的帮助下练习特定的功能性和目的性任务。简言之，在一个典型的 FEST 治疗中，患者被要求做一个功能动作，数秒后（10~20 秒[96]），治疗师激活明确设计的电刺激，以协助完成目标功能性动作。随着自主运动能力的提高，动作的数量和复杂性通常会随着时间而改变。最后，电刺激在治疗结束时停止（即刺激被用作短期干预）。自 20 世纪 60 年代首次使用以来，电刺激的这种治疗效果已有记录[40,67,242]。与最先进的物理和职能治疗相比，FEST 在脑卒中[243]治疗中带来了一些最大的运动功能改善，在脊髓损伤（SCI）患者群体中也更为有效[96]。FEST 已经成为脑卒中和 SCI 后专门用于恢复自主运动的重要工具。

尽管 FEST 已经取得关键性成果，使许多瘫痪患者成功恢复了日常活动，但康复界仍在继续研究，以开发新的干预措施，并不断提高疗效。有一个群体的康复仍然是一个重大的挑战，包括处于慢性康复阶段的患者（即自受伤或疾病发作以来，已经瘫痪了 1 年或更长时间而功能改善很少的患者）。在这种情况下，人们普遍认为干预措施带来康复的可能性是有限的。另外，当损伤严重时，康复治疗的选择也是最小的，这是因为大多数康复干预措施要求患者保留最小的功能残余量[244]。

FEST 的优点之一是可以用于损伤程度非常高的慢性病患者（即当活动能力

非常有限或不具备活动能力时）。然而，在这些情况下，确定何时触发刺激可能是一个问题，因为这通常要依靠治疗师的经验，采用间接指标来识别活动的意图。如前几章所述，解释 FEST 疗效的潜在机制之一是存在解剖学上和时间上一致的传出（运动）和传入（感觉）活动。因此，确定何时触发刺激的困难可能直接影响干预的效果。

## 第二节　利用脑机接口技术增强功能性电刺激治疗

提高 FEST 疗效的潜在策略之一可能是将其与 BCI 结合使用。这种神经技术的结合使人们利用神经学指标来表示运动和触发刺激的意图成为可能，同时潜在地增加了运动指令与相应的感觉反馈相匹配的可能性，从而引起神经可塑性的改变，进而改善自主运动功能。在过去几年中，我们小组已经开发了 BCI 和 FEST 的结合技术。在本章中，我们将介绍一些经验和贡献。

### 一、系统设计概述

我们创建的 BCI+FEST 结合了 20 多年的经验，包括开发和测试 FEST 技术和干预措施，以及我们在 BCI 领域的初步工作，即在 21 世纪初使用硬膜下四触点电极。临床经验驱动的方法已经形成了一个支持 FEST 在研究和临床环境中交付的系统。该 BCI 作为一个探测器，可监测大脑活动，当患者在治疗师的指导下尝试不同的运动时，会出现功率下降的情况。

目前，我们的 BCI+FEST 系统需要 1 名治疗师和 1 名监督 BCI 操作的人员。治疗师指导进程并负责功能性电刺激（FES）系统的配置和操作。相应的，BCI 操作员监控 BCI 状态，必要时可调整其参数值以修改其行为。

BCI 在系统中用于 FEST 的重要方面，该系统的设计支持在研究实验室环境之外的临床环境中使用，并将其与 FEST 整合。本章描述了我们为实现这种临床适用性而实施的关键功能。

## （一）非侵入性 BCI

我们希望 BCI 对患者和实际治疗都尽可能不产生干扰。从接受治疗者的角度来看，BCI 的操作不需要任何训练；患者试着练习一个动作（即在康复过程中由治疗师指导），BCI 就会检测到运动的意图。BCI 随后触发电刺激以产生所练习的运动。此外，该系统隐藏了 BCI 的实际激活，患者没有视觉或听觉反馈。对于一些患者来说，治疗的重点变成了接受 BCI 工作的视觉或听觉反馈，而并非谨慎地执行练习的动作；发现视觉或听觉反馈常干扰治疗后，我们删除了这一功能。只为治疗师提供一个由发光二极管（LED）组成的小型视觉指示器。该 LED 反映 BCI 状态，可安装在任意方便的地方（图 6-1）。

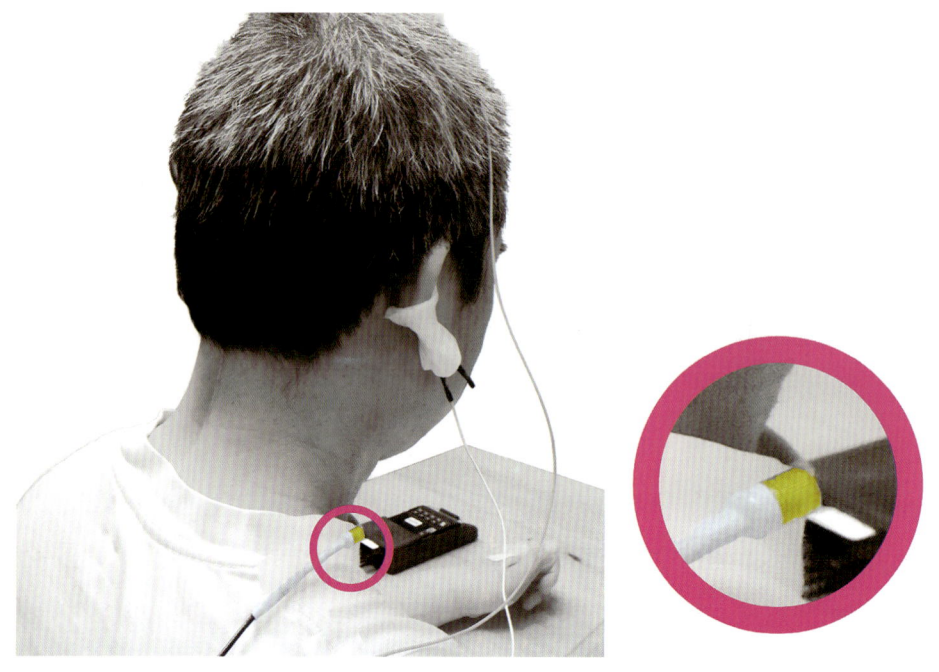

图 6-1 治疗师识别 BCI 状态的视觉指示器放置在患者视线之外

## （二）治疗师可操控 BCI

另一个特点是，治疗师在治疗期间的任意时刻都可操控 BCI。如果治疗师认为 BCI 未检测到练习的运动，该机制允许治疗师通过临床判断来激活电刺激。

该功能除了可将治疗师的经验融入治疗之外，还可将患者的挫败感降至最低。

### （三）BCI 参数可在任意时刻进行修改

将 BCI 纳入神经康复的一个关键挑战（特别是 BCI 与 FEST 结合时）是，这种干预通常包括练习许多动作，而这些动作在整个康复过程中经常需根据患者的目标和进展而进行改变。此外，这些动作可能很复杂，涉及多个关节和阶段。尽管每个人的情况不同，但更多的时候，上肢运动的康复很少只包括单一的手臂或手部动作。相反，治疗往往包括不同的伸手类型（例如，向前或向侧方伸手，向口伸手，或向对侧肩部伸手），以及不同的抓握方式（例如，侧方抓握）。表 6-1 中展示了 BCI+FEST 期间通常使用的动作实例。更重要的是，这些手臂和手部运动被组合成完整的协同动作（即伸手和抓握），以用于练习功能运动。这种动作的多样性，加上是否或何时使用这些动作的不可预测性，使得应用先进的人工智能技术变得困难。由于每个患者之间具有异质性，且在临床环境中时间的限制性，很可能不允许收集足够的数据来创建一个能够处理所有潜在病例的模型，因此这个问题变得更加严峻。这些原因是选择实施 BCI 作为检测器（而非分类器）的动机。

BCI 使用功率阈值和时间阈值来识别受试者特定频段的功率降低，并发出活动尝试的信号。需达到这两个阈值才能激活 BCI。当传入（和处理）的 EEG 信号的功率低于功率阈值时，BCI 就可检测到活动意图。此外，BCI 仅在传入信号的功率下降持续时间达到时间阈值时才被激活。

BCI 操作员可通过调整功率和时间阈值来调节治疗过程中任意时刻的 BCI 响应性。该系统还具有利用最近试验中收集的信息来自我调整功率阈值的可选能力。这种简单的实施方式使其有可能迅速调整系统，以适应整个治疗干预过程中不同练习动作所产生的变化条件。

表 6-1　上肢康复过程中练习的动作及执行这些动作时需要刺激的肌肉的实例

| 刺激的肌肉 | 产生的动作 | 练习动作实例 |
| --- | --- | --- |
| 三角肌前束 | 肩关节屈曲 | 向前伸展 |
|  | 肩关节内收 | 伸手拿球 |
|  | 内侧臂旋转 | — |
| 三角肌中束 | 肩关节外展 | 侧向伸展 |
| 三角肌后束 | 肩关节伸展 | 收回手臂 |
|  | 肩关节外展 | 把一个物体拉回来 |
|  | 侧臂旋转 | — |
| 肱二头肌 | 肘关节屈曲 | 握着杯子，同时使用吸管 |
|  | 肩关节屈曲 | — |
|  | 肩关节外展 | — |
| 肱三头肌 | 肘关节伸展 | 将器皿放回桌子上 |
|  | 肩关节伸展 | — |
| 指浅屈肌/指深屈肌 | 手指屈曲 | 拿着一个杯子 |
|  | 腕关节屈曲 | — |
| 指伸肌 | 手指外展 | 释放一个球 |
|  | 手指伸展 | 在抓取物体之前张开手 |
|  | 腕关节伸展 | — |
| 蚓状肌 | 手指屈曲 | 拿着一个球 |
| 第二骨间背侧肌 | 手指屈曲 | 拿着一本书 |
|  | 手指外展 | — |
| 拇对掌肌 | 拇指对指 | 抓住一个水瓶 |
| 拇短展肌 | 拇指外展 | 张开手，抓起一个物体 |

### （四）最小化设置时间

设计 BCI 时，另一个重点考虑的因素是在每个疗程中设置它所需的时间。我们将一个疗程的一般时长设置为 1 小时，这与我们机构的临床项目所用的时间相当。为提高系统的临床可行性，我们希望设置能尽快完成，以最大限度地提高每一个疗程的实际治疗时间。为此，我们只应用了一个单极通道来捕获大脑活动，以耳垂作为基础和参考。早期的 BCI 研究包括 EEG[183,212] 和硬膜下信号[170]的单通道设计。虽然这一设计使 EEG 活动的记录更易受到噪音的影响，并且不能使用空间过滤技术，但确实能够达到快速设置，且在一天之内可与多个个体重复，因为这一过程发生在康复环境中。在进行 130 个时长为 1 小时的疗程中，将 BCI 系统所需的平均时间设置为 11 分钟。

## 二、实施

### （一）硬件实施

BCI+FEST 系统包括 1 个用于获取单一 EEG 通道的生物电位放大器（QP511，德国 Grass Telefunken 公司）、1 个数据采集系统（USB-6363，美国国家仪器公司）和用 LabView（美国国家仪器公司）编写的定制软件，该软件实时处理 EEG 信号并在检测到功率下降时生成一个同步信号（脉冲）。用于数字化 EEG 活动的同一数据采集系统将同步信号转换为晶体管 - 晶体管逻辑（transistor-transistor logic，TTL）脉冲。该脉冲被发送到工业级隔离器，并按顺序连接到 Compex Motion 电刺激器[245]。

### （二）软件实施

#### 1. 脑电图处理

数字化的脑电活动在 0.05~40 Hz 之间进行频带限制。然后，对滤波信号进行平方后计算均方根（root mean square，RMS）。使用 1 秒的功率估计值，计算移动平均数。得到的信号再乘以一个增益，这个增益决定了梯度斜率，在低功率和高功率状态之间的转换速度提供了一个控制水平。然后，该信号被不断地与功率阈值进行比较（BCI 参数可在任意时刻进行修改）。当信号中的功率低于该阈值时，将触发一个计时器，该计时器将量化功率降低的持续时间。如果功率降低持续一个设定值（时间阈值；BCI 参数可在任意时刻修改），且 BCI 的输出被启用（见下文），则 BCI 将产生一个脉冲以触发刺激。用户可在任意时刻调整功率和时间阈值。图 6-2 显示了激活 BCI 实施的流程图。

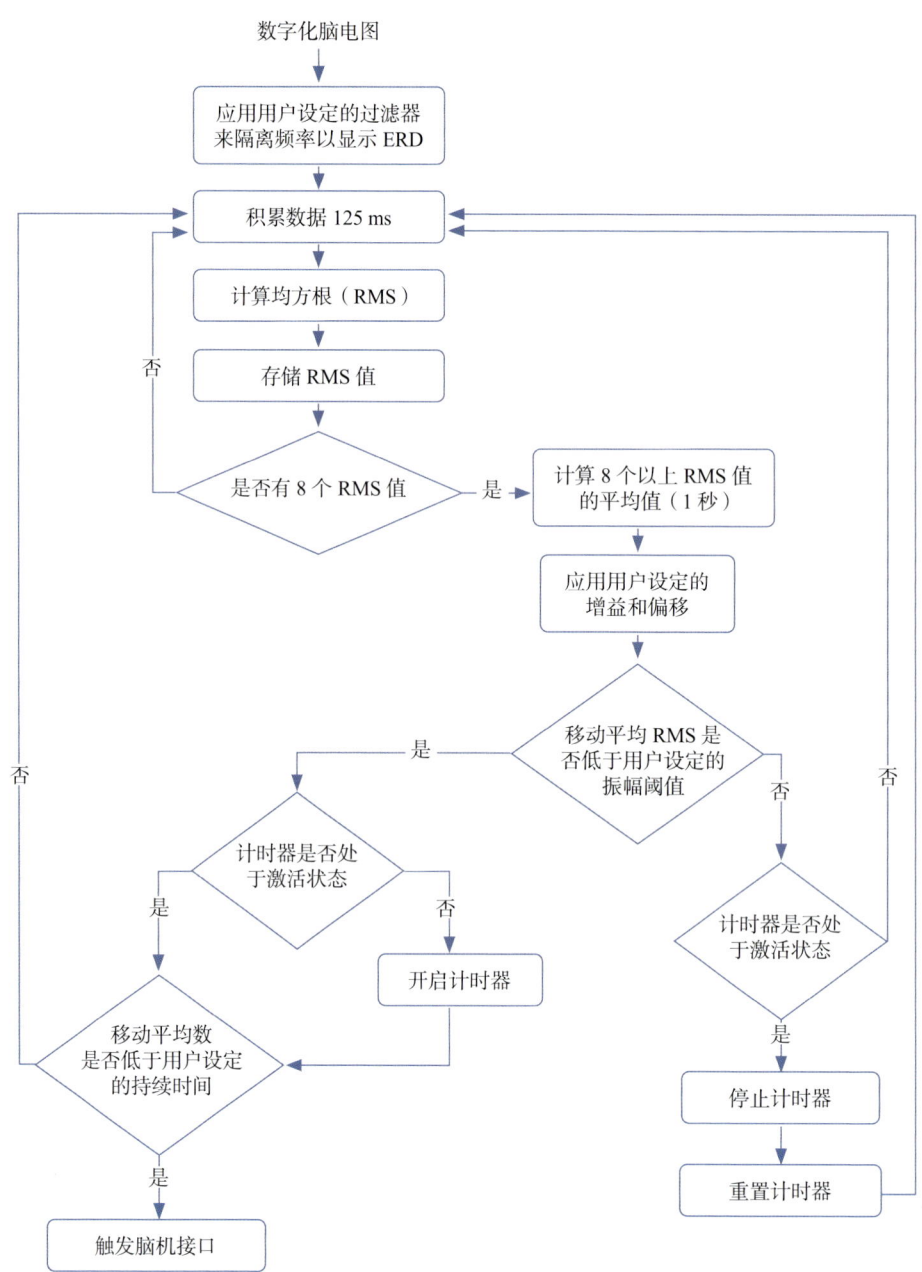

**图 6-2　BCI 的实施**
该图显示了激活 BCI 实施的流程图

**2. 刺激方案**

Compex Motion 是一个 4 通道可编程的刺激器，可以设计刺激序列以产生不同的运动。它的专有软件允许定义每个通道激活的时间以及激活的强度。例如，刺激序列可能包括向负责伸展手腕和手指的肌肉提供刺激以达到张开手掌的必要条件，而当停止刺激并立即激活第 3 个通道时，则产生手指屈曲以闭合手掌。值得注意的是，该系统还可以控制不同刺激阶段之间的过渡（例如，在手指伸展和屈曲之间切换）。这种转换可以使用计时器自动进行，或由外部输入触发，如数字或模拟传感器。需要强调的是，刺激序列是由正在进行康复治疗的患者的临床需要确定的，并在治疗师的指导下开发。在我们的系统中，刺激序列不同阶段之间的转换是通过外部电子脉冲进行的。该脉冲由 BCI 或外部开关提供，治疗师可绕过 BCI 使用该开关来指挥 FES 系统。图 6-3 和图 6-4 提供了我们的一些刺激序列的例子，包括对 BCI 刺激状态的转换。图中显示了手动开关如何终止刺激序列，使刺激器和 BCI 返回到待机状态（在用户界面中被称为非激活状态）。在此待机状态下，BCI 的激活将不会影响刺激。再次激活手动按钮将重新激活 BCI 控制，任何新的激活都将触发刺激序列（见图 6-2）。

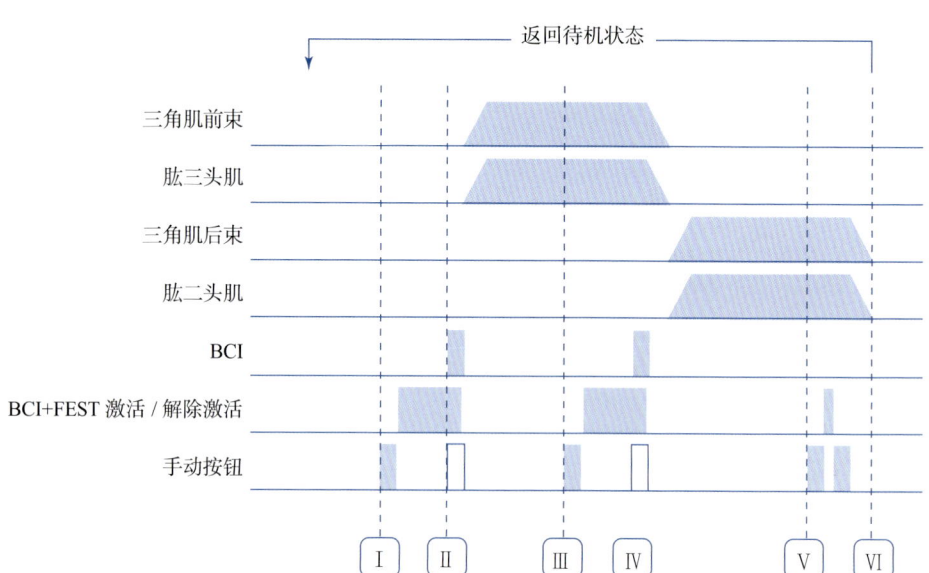

**图 6-3** 使用 BCI+FEST 系统促进向前伸展手臂的刺激序列

每个手动按钮或 BCI 的激活都会导致刺激状态的改变（扩展、恢复和待机）。从待机状态和患者放松开始：Ⅰ.治疗师激活手动按钮以"启动"BCI，使其能够控制电刺激器。同时，治疗师要求患者尝试向前伸展手臂；Ⅱ.当 BCI 检测到患者尝试向前伸展手臂时，将激活对三角肌前束和肱三头肌的刺激，促进伸手功能。该系统也是"非激活"中断 BCI 对 FES 设备的控制。这一特点确保了后续意外的 BCI 激活不会影响刺激。请注意，治疗师在必要时也可激活刺激（用空白矩形表示）；Ⅲ.治疗师再次激活 BCI，并向患者示意收回手臂；Ⅳ.执行运动的尝试被 BCI 识别，进而中断对肱三头肌和三角肌前束的刺激。然后刺激器程序自动触发对肱二头肌和三角肌后束的刺激。这种刺激有助于患者收回手臂；Ⅴ.一旦运动完成，治疗师按两次手动按钮，停止所有刺激；Ⅵ.将 BCI+FEST 系统返回至待机状态，准备开始新的试验

# 第六章 脑机接口触发功能性电刺激治疗的实施

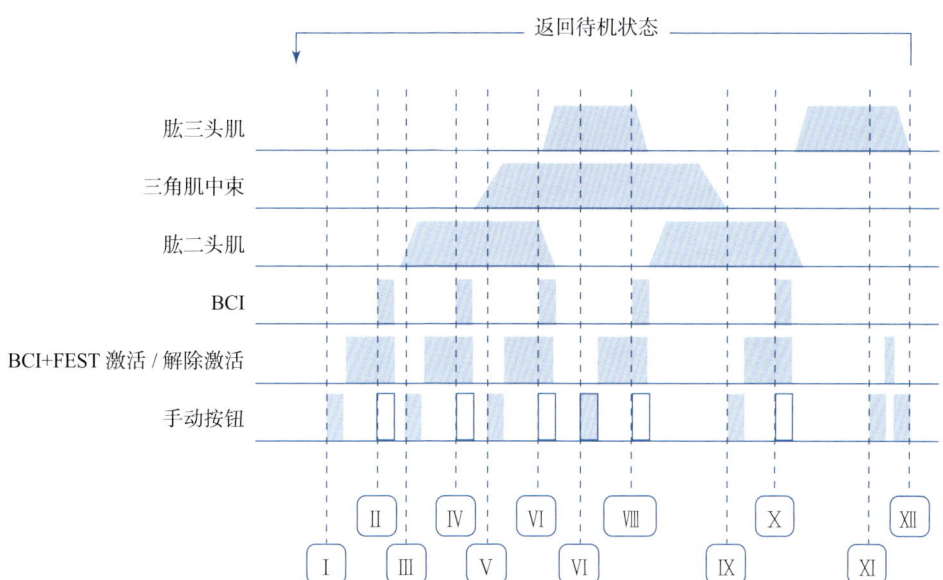

**图 6-4** 使用 BCI+FEST 系统促进侧向伸展手臂的刺激序列

从患者的手臂放松开始：Ⅰ.治疗师激活手动按钮，一旦"启动"系统，允许 BCI 控制电刺激器。治疗师还要求患者尝试屈曲肘部以抬高前臂；Ⅱ.BCI 检测到活动意图并触发对肱二头肌的刺激。系统自动解除激活状态以中断 BCI 对 FES 设备的控制；Ⅲ.治疗师通过按下手动按钮再次激活系统，并要求患者侧向抬起肘部（肘部外展）；Ⅳ.检测到活动意图后，BCI 触发对三角肌前束和后束的刺激，促进尝试的运动。系统自动解除激活；Ⅴ.治疗师再次激活系统，并要求患者进行伸臂（肘部伸展）；Ⅵ.与之前的步骤一样，BCI 检测到尝试的运动并停止对肱二头肌的刺激，启动对肱三头肌的刺激。对三角肌前束和后束的刺激保持不变，系统解除激活；Ⅶ.治疗师通过按下手动按钮将系统激活，并要求患者进行肘部屈曲，逆转最后的运动；Ⅷ.尝试的运动导致对肱三头肌的刺激停止，对肱二头肌的刺激激活。随后自动停止对三角肌前束和后束的刺激，导致肘部下降（肩部内收）；Ⅸ.在最后的刺激阶段，治疗师要求患者伸直肘部，使手臂回到起始位置；Ⅹ.在检测到活动意图后，BCI 停止对肱二头肌的刺激，并激活对肱三头肌的刺激，重新导致肘部伸展；Ⅺ.最后，治疗师快速按两次手动按钮，停止所有刺激；Ⅻ.BCI+FEST 系统返回到待机状态，准备开始新的试验

## 三、操作

### （一）系统的校准

BCI 在使用前需要校准。该程序与其他使用运动相关活动的系统的程序非常相似。患者坐在屏幕前，将看到 4 个提示，且必须遵循这些提示：①"准备"信号，作为试验开始的指示；②显示运动的视觉指示器（例如，一只手进行特定类型的抓握）；③"开始"信号，向患者表明他们应该尝试或执行步骤 2 中规定的动作；④"停止"信号，告诉患者试验已经结束。

这些步骤要重复多次，以收集至少 80 次试验。若治疗可能包括左、右肢体的康复，则每侧肢体都要重复这一过程，常见于 SCI 人群。

除了记录参与运动的肌肉的 EMG 活动（若存在的话）外，我们的配置过程还记录了每一个试验提示以及扩展的 10~20 系统的 8 个位置的 EEG 活动：$F_3$、$F_4$、$Fz$、$C_3$、$C_1$、$C_4$、$C_2$、$Cz$，以乳突为参考点。每个试验都与"GO"信号对齐，在捕获数据后分割成 12 秒长的片段。这些片段之后用于生成 ERD 图，以识别显示功率下降的电极和频段。使用这些信息来实现 BCI 检测左、右上肢的活动意图。

### （二）系统在治疗过程中的使用

在每个疗程中设置好 FES 和 BCI 系统后，治疗师将要求患者准备执行先前与患者讨论的特定动作。然后，治疗师按 1 次手动按钮来启动 BCI，以便任何激活都将触发刺激序列的变化。该按钮还将开启一个视觉指示器（见非侵入性 BCI），治疗师可使用该指示器确认 BCI+FEST 系统已准备就绪。BCI 检测到患者尝试的运动，激活与刺激序列中第一阶段相对应的刺激（例如，张开手掌并向前伸展），并将其状态设置为非激活状态（即进一步的 BCI 激活将不会导致刺激的改变）。一旦患者完成刺激所辅助的运动，治疗师将提示患者执行下一阶段的运动，并再次按下手动按钮（开关），这将使 BCI 激活。BCI 将再次检测到患者尝试的运动，这将触发下一阶段的刺激（如闭合手掌）并解除 BCI 控制（解除激活）。同样的循环在刺激序列的所有阶段重复进行（在案例中，接下来的两个阶段可能涉及收回伸出的手臂，然后张开手掌）。在最后的刺激阶段之后，治疗师再次按下手动按钮，完全结束刺激。之所以需要额外的按钮激活，是因为在刺激序列结束时，患者没有尝试任何运动，此时所有的通道都被停用。图 6-3 和图 6-4 显示了两个具有不同阶段的刺激序列。在任何阶段，治疗师都可以使用手动按钮来激活绕过 BCI 的刺激。

### 四、临床测试

#### （一）慢性重度偏瘫患者上肢功能的恢复

开发 BCI+FEST 系统的动机之一是提高 FEST 的疗效。具体而言，我们通过其他研究注意到，一些慢性重度偏瘫患者对干预措施无反应，而其他人在 FEST 干预后使用手臂和手的能力会有所提高。慢性重度偏瘫患者代表了通常最适合参与 BCI+FEST 治疗的人群，因为除 FEST 外，多数干预措施要求患者保留残余的运动功能。此外，康复的可能性会随着时间的推移而下降，尽管这种长期持有的信念正在逐渐改变。我们认为，观察到的重度偏瘫患者缺乏反应的一个潜在因素是难以确定其在治疗期间何时尝试运动。考虑到这一点，我们将 BCI 技术确定为确认患者是否以及何时尝试运动的一种潜在方式，从而确定触发刺激的合适时间。

我们最初的测试包括 2 例慢性重度偏瘫患者，对他们来说，有意识的 FEST 并未对他们的上肢功能产生任何改变[246,247]。两位参与者在接受 BCI+FEST 干预的 6 年前均患有一次脑卒中。他们之前尝试的所有干预措施都未能改善手臂和（或）手的功能。第一位患者是一名 64 岁的男性，其接受了 40 次治疗（90 分钟 / 次），每周 3 次，以恢复出血性脑卒中后左手伸手的功能。治疗起初，该患者完全不能使用手臂，呈现瘫痪状态。在治疗过程中，FES 系统被编程为协助 5 个伸手动作，包括向前伸手、向对侧膝部伸手、向口伸手、向对侧肩部伸手和向侧面伸手（侧向伸展）。BCI 触发了每个刺激阶段（即伸手和取物）。在干预结束时，该患者的瘫痪有了明显的且有临床意义的改善[246]。

第二位患者是一名 57 岁的男性，其因缺血性脑卒中而导致出现严重的左侧偏瘫。与第一位患者一样，该患者每周接受 3 次治疗。然而，这些治疗只持续 60 分钟，而干预包括 80 次。在干预过程中，治疗师根据患者进展情况对他的许多动作进行了练习。最初的治疗着重于伸手动作，随后增加了手的功能练习，重点是张开手掌。后来，功能性动作（即伸手和抓瓶子）也涵盖于治疗中，并定期改变。该患者的伸手和抓握能力得到了极大的改善，这使其在脑卒中后能够再次执行相关的和有意义的任务[247]。

### （二）亚急性脊髓损伤患者伸手和抓握能力的恢复

如前文所述，我们实验室的 FES 治疗试验在脑卒中和 SCI 人群中都产生了有前景的结果，特别是在受伤后的早期应用，即在受伤后的亚急性阶段。虽然我们在恢复后的慢性阶段也看到了一般的 FES 的积极变化，但结果并不一致，这促使我们将 BCI 与 FES 相结合。如前文所述，从技术角度来看，我们能够成功地将 BCI 与 FES 整合在一起，并能够重新训练该人群的复杂上肢运动。虽然我们只在慢性脑卒中患者中进行了个案研究，但结果还是很有希望的。基于这一点，以及 SCI 患者，特别是那些受伤程度较高和严重的患者在日常生活活动的独立性方面面临着巨大的挑战，是我们在 SCI 患者中试验 BCI+FES 疗法的动力。据我们所知，我们小组是首批试验双通道 BCI 系统与 FES 结合以重新训练双侧复杂上肢运动的小组之一，该运动涉及亚急性和慢性 SCI 患者的伸手和抓握功能。在我们的初步工作中，分别在亚急性和慢性恢复阶段招募了 5 名和 3 名患者。我们的早期结果表明，BCI+FES 可成功应用于该人群，这一点从可行性数据中可以看出。根据标准 SCI 上肢结果工具的测量，亚急性组中超过 50% 的研究参与者在上肢功能方面有了临床上的明显改善。关于 3 名慢性参与者，其中 1 名显示出明显的改善。例如，该患者能够独立地用瓶子喝水，而在 BCI+FES 干预之前无法做到这一点。其他 2 名参与者的改善则较少。这些早期的结果表明，尽管在脊髓损伤患者的康复中使用这项技术有其优点，但临床实践中才刚开始能够识别出"符合适应证"的患者，这些患者可以通过 BCI+FES 干预来改变他们的生活。

# 第七章 总结

## 第一节 结语

在本书中，我们对神经调节在康复中的潜在应用提出了一个广泛的视角。我们着重于研究功能性电刺激（FES）和脑机接口（BCI），因为这两种技术的结合为增强运动通路和感觉通路的参与提供了机会，并支持自主运动再训练期间的整合。然而，这些观点和方法可以用在各种神经调控领域。

越来越多的证据表明，BCI 设备和外周刺激可以联合。目前，有几种方法正在研究之中，但不具有临床可行性。最终，在新技术变得安全可行且能够用于临床之前，需要在真实临床患者中进行各类疾病的临床试验。由此可见，技术状态及其在临床干预中的作用将始终是一个演变过程，需要经过多次修订和完善。值得注意的是，疾病和疾病表现也在不断演变，神经康复必须适应患者不断变化的需求。

多年来，电刺激技术本身已经得到了显著的改进和广泛的应用，其在感觉功能恢复领域，诸如心脏科、眼科、泌尿外科等领域处于领先地位。在运动功能恢复领域，FEST 已经在北美得到了广泛认可，成为神经损伤后重新训练上肢功能、行走、平衡等的临床工具。虽然有几种假设与这些改善背后的生理机制有关，但在我们看来，这些改善是由于它能够刺激损伤水平以下的神经肌肉系统，重新训练神经系统以恢复特定的运动任务。BCI 和 FES 联合使用，可以在损伤水平以下传递刺激，准确把握任务的执行时间，从而加强传入-传出通路。在此，我们讨论了几种 BCI+FES 系统；这些系统可使用最小的电极进行触发，减少设置时间，这对于临床应用至关重要。这有助于 BCI 在临床水平上更易获得，并使其与现有或不断发展的技术更易耦合方面向前迈出了一步。

尽管BCI仍然是一种基于实验室的工具，但鉴于其受到科研界和公众的关注，目前正在临床环境中进行的临床研究中加以实施。因此，我们希望在不久之后，它将成为一种可行的康复工具。

## 第二节　对现状的反思

虽然某些BCI的概念并不能应用于临床，但有可能将一些设置纳入治疗师的神经调节计划。这些BCI的应用是最有前景的，因为它们可以用于治疗，而并非仅仅是辅助康复，且可能在康复期间设置传出和传入通路发展方面有更好的结果。

## 第三节　未来发展

虽然BCI设备将一直应用于实验室，但当其能进一步实现神经可塑性的收益，从而提高患者的治疗效果时，将产生重大影响。目前，我们知道有几种神经调节方法具有神经恢复性。BCI技术有可能增强这种效果。从神经康复的角度来看，随着BCI领域的发展，将需要解决以下几个重要问题。

### 一、何时是提供基于BCI治疗的最佳时机

BCI最令人振奋的应用之一是可有效治疗处于慢性康复阶段的患者。多项研究表明，这种干预措施对患有多年神经系统疾病的患者疗效良好。慢性重度偏瘫患者在接受BCI+FES联合治疗时，其功能有了很大的改善。然而，与许多形式的治疗一样，仍有必要开展进一步的工作以确定是否存在使干预的效果最大化的时间。例如，从患脑卒中到接受治疗之间的时间间隔对康复至关重要。BCI技术的一个潜在的新用途是，一旦病情稳定，在急性期早期对脑卒中幸存者进行基于运动想象的干预。

## 二、何种人群可以从包括 BCI 在内的康复中受益

另一个重要的未知因素是何种人群适合接受 BCI 技术的治疗。虽然 BCI 的最初研究和开发针对的是闭锁综合征患者，但 BCI 在神经康复方面应用已经扩展到其他人群，包括那些受损程度较轻的患者，这类患者也可从这项技术中受益。然而，使用 BCI 技术对于治疗轻中度损伤的患者是否有益处仍然是一个问题。对于有一些残余功能并能启动目标运动的患者，可能很难证明使用 BCI 进行运动恢复的设备控制是合理的；根据经验来说，一旦自主活动能力提高到一定程度，BCI 就会干扰治疗。然而，就像运动员通过心理练习来提高运动技能一样，有可能创造新的 BCI 范式，明确设计类似方法来恢复具有更高自主功能的患者个体。

## 三、识别特定动作的治疗效果是什么

正如前文所述，BCI 或更具体地说脑机接口（BMI）领域的一个关键工作是对特定想象或尝试动作的识别。皮质内记录是这项技术最成功的例子。然而，一种非侵入性的替代方案将允许探索使用一种设备的治疗效果，这种设备可以识别特定的预期运动，并促进瘫痪患者的运动（即通过 FES 或机器人系统）。在多数介入研究中，练习的动作是由治疗师或 BCI 实施背后的技术团队事先选定的。BCI 与一个能够恢复多种复杂运动的系统相结合，这些运动不受预编程的协同作用的限制，可以在治疗过程中为练习的运动提供一个新的多样性和丰富性水平。增强的灵活性可以根据患者目标的任务提供前所未有的机会。目前，与机器人和 FES 设备相结合的混合系统中所展示的方法类似，可以通过整合环境信息 [ 例如，通过射频识别技术（RFID）或计算机视觉技术 ] 来模拟识别特定运动，并允许对这种未来技术的人机交互要求和治疗效果进行初步探索。

## 四、认知障碍患者是否能够参与基于 BCI 的治疗

另一个未来的研究领域包括使用 BCI 技术为认知障碍患者提供运动恢复治疗。脑卒中可导致认知缺陷，这可能降低解决问题和处理或理解语言的能力。

BCI 技术提供了一个独特的机会来验证接受治疗的患者是否参与了练习任务。因此，理解能力缺陷的患者（即感觉性失语症）可通过提高在治疗过程中的确定性水平而从 BCI 中受益。

## 第四节 脑机接口在神经康复中的作用

BCI 技术在神经康复中的应用正处于起步阶段，在应用于临床康复环境之前，它可能会经历重大变化和多次迭代。其中的关键领域之一是探索新的途径，使 BCI 能对长期患有神经疾病的患者产生变革。

### 一、干预措施

BCI 技术作为现有或不断发展的康复疗法的辅助手段显示出巨大的潜力。需要提醒的是，本书讨论的 BCI 和 FES、BCI 和机器人的整合（从技术和临床角度）只是整合技术的两个例子，每个例子在神经康复领域中均已有应用。此外，我们对与神经可塑性相关的机制及如何加强这些机制以促进神经康复的理解正在不断发展。这种新知识将继续催生出新的药理学、生物学和电生理学技术，以增强治疗的神经可塑性效果，其中许多技术将利用工程工具来转化和实施[221]。未来可能会带来新的程序和技术组合（包括 BCI），以提高神经康复的效果。

### 二、为临床医师提供治疗反馈装置

BCI 技术未来也可用于神经康复方面的监测工具，治疗师可利用 BCI 监测康复过程中神经系统的状态。例如，通过开发与预测能力相结合的分析，将来有望评估和预测个人对特定干预的反应。反过来，治疗师可以利用这些信息来监测和优化治疗，从而使患者获益最大化。

最近报道了此类应用的初步证据。一组研究人员探讨了用于 BCI 实施的脑电图（EEG）振荡活动与上肢自主功能恢复之间的关系[248]。他们的研究收集了 22 例因脑卒中而导致慢性严重损伤患者的数据，发现患侧半球的 ERD（8~12 Hz）随着康复逐渐增强，与更好的康复结果相关。其他研究小组也观察到大脑活动和临床康复措施之间存在类似的相关性[249]。

### 三、其他情况的康复

尽管本书重点关注 BCI 技术在自主运动康复中的应用，但其他重要的康复领域也可能受益于这些设备。在未来几年内，BCI 可能被用于治疗除运动恢复以外的其他神经系统疾病或损伤。特别相关的是，基于 BCI 的干预措施有可能解决认知障碍以及情感和情绪调节障碍，这些都是脑卒中后的常见现象，对康复有很大的负面影响。更具体地说，脑卒中后的认知障碍可以表现为维持注意力的能力下降、反应缓慢、记忆缺陷、语言流畅性降低以及构音障碍。这些缺陷会直接影响一个人参与康复的能力，因为多数干预措施要求患者在康复过程中具有理解和遵循指令的最低能力。同样，脑卒中后的抑郁，其中两个主要特征是缺乏动力和行动力，会直接影响治疗的参与。在过去的 10 年中，基于 BCI 的神经反馈干预措施有所增加，以解决脑卒中后的认知障碍[250-254]和情绪障碍[255]。重要的是，有人认为在康复期间单独进行 BCI 操作可能是激励患者参与康复的一种工具[256]。在其他人群中，基于 BCI 的神经反馈干预对注意缺陷多动症（ADHD）[257-260]显示出良好的效果，还包括老年个体[261]的轻度认知障碍也具有良好的疗效。

BCI 技术的另一个新兴应用是躯体感觉功能的恢复。在这种情况下，BCI 系统被用于向大脑皮质传递微刺激，以引发触觉[262,263]。虽然皮质内微刺激可能更适合长期应用（如神经控制的假肢设备），但前面提到的研究表明，使用 BCI 设备可能解决与脑卒中、脊髓损伤（SCI）和截肢等相关的疼痛问题[264]。

## 第五节 推荐阅读

虽然本书介绍了描述 BCI 系统使用的代表性参考文献，但由于其历史或临床相关性，推荐以下内容。

关于运动康复：

- 参考文献[234]提供了一个 BCI 作为辅助治疗的独特例子，重点是将运动相关皮质活动的正常化作为增强治疗效果的一种技术。

- 参考文献[228]介绍了由 BCI 控制的 FES 在临床上用于恢复脑卒中患者手部运动的最早例子之一。

- 在最近的一项研究中[236]，提供了迄今为止进行的一些最大的临床试验的结果，这些试验将 FES 和 BCI 系统结合起来，用于慢性脑卒中患者的手部运动康复，并具有持久的效果[236]。

- 参考文献[226]代表了通过结合机器人辅助治疗和 BCI 系统进行手臂运动康复的早期工作。

- 参考文献[237]描述了一项恢复手部和手臂功能的临床研究，使用 BCI 和矫形器系统作为辅助治疗。

- 参考文献[192]提供了一个独特的视角，即利用 BCI 技术以高精度同步传出和传入活动的机会，导致与运动表现相关的神经可塑性变化。

关于认知功能的康复：

- 参考文献[251]中提出的工作探讨了基于 EEG 的神经反馈对改善脑卒中患者的工作记忆和言语记忆及长期记忆的影响。

关于躯体感觉功能的康复：

- 参考文献[264]展示了 BCI 技术和其他在减少肌肉、骨骼疼痛方面的应用的初步工作。

# 参考文献

[1] Lackland DT, Roccella EJ, Deutsch AF, et al. Factors influencing the decline in stroke mortality: A statement from the American Heart Association/American Stroke Association. *Stroke*. 2014 Jan;45(1):315–353. DOI: 10.1161/01.str.0000437068.30550.cf. 1.

[2] Johnson W, Onuma O, Owolabi M, et al. Stroke: A global response is needed. *Bulletin of the World Health Organization*. 2016 Sep;94(9):634–634A. DOI: 10.2471/BLT.16.181636. 1.

[3] Adams RD, Ropper AH, Victor M. *Principles of Neurology*. 6th ed. New York: McGraw-Hill, Health Professions Division; 1997. 2, 5.

[4] Marx JA, Hockberger RS, Walls RM, et al. *Rosen's Emergency Medicine : Concepts and Clinical Practice*. 6th ed. Philadelphia, PA: Mosby/Elsevier; 2006. 2.

[5] Ojaghihaghighi S, Vahdati SS, Mikaeilpour A, et al. Comparison of neurological clinical manifestation in patients with hemorrhagic and ischemic stroke. *World Journal of Emergency Medicine*. 2017;8(1):34–38. DOI: 10.5847/wjem.j.1920-8642.2017.01.006. 2.

[6] Vrocher D. *Annals of Emergency Medicine*. 2004;44(6):675–6. 2.

[7] Krueger H, Koot J, Hall RE, et al. Prevalence of individuals experiencing the effects of stroke in Canada: Trends and Projections. *Stroke*. 2015 Aug;46(8):2226–2231. DOI: 10.1161/STROKEAHA.115.009616. 2.

[8] Goeree R, Blackhouse G, Petrovic R, et al. Cost of stroke in Canada: A 1-year prospective study. *Journal of Medical Economics*. 2005 Jan;8(1-4):147–167. DOI: 10.3111/200508147167. 2.

[9] Virani Salim S., Alonso Alvaro, Benjamin Emelia J., et al. Heart disease and stroke statistics update: A report from the American Heart Association. *Circulation*. 2020 Mar;141(9):e139–596. 2.

[10] Stack CA, Cole JW. Ischemic stroke in young adults. *Current Opinion in Cardiology*. 2018 Nov;33(6):594–604. DOI: 10.1097/HCO.0000000000000564. 3.

[11] Oyinbo CA. Secondary injury mechanisms in traumatic spinal cord injury: A nugget of This multiply cascade. *Acta Neurobiologiae Experimentalis*. 2011;71(2):281–299. 4.

[12] Kalsi-Ryan S, Karadimas SK, Fehlings MG. Cervical spondylotic myelopathy: The clinical phenomenon and the current pathobiology of an increasingly prevalent and devastating disorder. *The Neuroscientist: A Review Journal Bringing Neurobiology, Neurology and Psychiatry.* 2013 Aug;19(4):409–421. DOI: 10.1177/1073858412467377. 4.

[13] Nouri A, Tetreault L, Singh A, et al. Degenerative cervical myelopathy: epidemiology, genetics, and pathogenesis. *Spine.* 2015 Jun;40(12):E675–693. DOI: 10.1097/BRS.0000000000000913. 4.

[14] Wilson JR, Fehlings MG, Kalsi-Ryan S, et al. Diagnosis, heritability, and outcome assessment in cervical myelopathy: A consensus statement. *Spine.* 2013 Oct;38(22 Suppl 1):S76–77. DOI: 10.1097/BRS.0b013e3182a7f4bf. 4.

[15] Jain NB, Ayers GD, Peterson EN, et al. Traumatic spinal cord injury in the United States, 1993-2012. *JAMA.* 2015 Jun;313(22):2236–2243.DOI: 10.1001/jama.2015.6250. 4.

[16] Lasfargues JE, Custis D, Morrone F, et al. A model for estimating spinal cord injury prevalence in the United States. *Paraplegia.* 1995 Feb;33(2):62–68. DOI: 10.1038/sc.1995.16. 4.

[17] Spinal Cord Injury (SCI) 2016 Facts and figures at a glance. T*he Journal of Spinal Cord Medicine.* 2016 Jul;39(4):493–494. DOI: 10.1080/10790268.2016.1210925. 4.

[18] Noonan VK, Fingas M, Farry A, et al. Incidence and prevalence of spinal cord injury in Canada: A national perspective. *Neuroepidemiology.* 2012;38(4):219–226. DOI: 10.1159/000336014. 4.

[19] Kirshblum SC, Memmo P, Kim N, et al. American Spinal Injury Association. Comparison of the revised 2000 American Spinal Injury Association classification standards with the 1996 guidelines. *American Journal of Physical Medicine & Rehabilitation.* 2002 Jul;81(7):502–505. DOI: 10.1097/00002060-200207000-00006. 4.

[20] Fehlings MG, Tetreault LA, Wilson JR, et al. A clinical practice guideline for the management of acute spinal cord injury: Introduction, rationale, and scope. *Global Spine Journal.* 2017 Sep;7(3 Suppl):84S–94S. DOI: 10.1177/2192568217703387. 5.

[21] Levin MF, Kleim JA, Wolf SL. What do motor "recovery" and "compensation" mean in patients following stroke? *Neurorehabilitation and Neural Repair.* 2009 May;23(4):313–319.DOI: 10.1177/1545968308328727. 5.

[22] Dobkin BH. Confounders in rehabilitation trials of task-oriented training: Lessons from the designs of the EXCITE and SCILT multicenter trials. *Neurorehabilitation and*

*Neural Repair.* 2007, 21(1):3–13. DOI: 10.1177/1545968306297329. 5.

[23] Teasell R, Salbach NM, Foley N, et al. Canadian stroke best practice recommendations: Rehabilitation, recovery, and community participation following stroke. Part One: Rehabilitation and recovery following stroke; 6th Edition Update 2019. *International Journal of Stroke: Official Journal of the International Stroke Society.* 2020 Oct;15(7):763–788. DOI: 10.1177/1747493019897843. 5, 43.

[24] Harnett A, Bateman A, McIntyre A, et al. Spinal cord injury rehabilitation praciticesrehabilitation practices. *Spinal Cord Injury Research Evidence.* https://scireproject.com/evidence/rehabilitation-evidence/rehabilitation-practices/; 2020. 5, 23.

[25] Cramer SC, Sur M, Dobkin BH, et al. Harnessing neuroplasticity for clinical applications. *Brain: A Journal of Neurology.* 2011 Jun;134(6):1591–1609. DOI: 10.1093/brain/awr039. 6.

[26] Kleim JA, Jones TA. Principles of experience-dependent neural plasticity: Implications for rehabilitation after brain damage. *Journal of Speech, Language, and Hearing Research:JSLHR.* 2008 Feb;51(1):S225–239. DOI: 10.1044/1092-4388(2008/018). 6, 7.

[27] Marquez-Chin C, Popovic MR. Functional electrical stimulation therapy for restoration of motor function after spinal cord injury and stroke: A review. *BioMedical Engineering OnLine.* 2020 May;19(1):34. DOI: 10.1186/s12938-020-00773-4. 7, 8, 13.

[28] Kapadia N, Popovic MR. Functional electrical stimulation therapy for grasping in spinal cord injury: An overview. *Topics in Spinal Cord Injury Rehabilitation.* 2011 Jul;17(1):70–76. DOI: 10.1310/sci1701-70. 7.

[29] Kapadia NM, Zivanovic V, Furlan JC, et al. Functional electrical stimulation therapy for grasping in traumatic incomplete spinal cord injury: Randomized control trial. *Artificial Organs.* 2011 Mar;35(3):212–216. DOI: 10.1111/j.1525-1594.2011.01216.x. 7, 24.

[30] Kapadia N, Masani K, Catharine Craven B, et al. A randomized trial of functional electrical stimulation for walking in incomplete spinal cord injury: Effects on walking competency. *The Journal of Spinal Cord Medicine.*2014 Sep;37(5):511–524. DOI: 10.1179/2045772314Y.0000000263. 7, 21, 22.

[31] Nagai MK, Marquez-Chin C, Popovic MR. Why is functional electrical stimulation therapy capable of restoring motor function following severe injury to the central nervous system? In: Tuszynski M, editor. *Translational Neuroscience.* Springer; 2016. pp. 479–498. DOI: 10.1007/978-1-4899-7654-3_25. 8.

[32] Ibáñez J, Monge-Pereira E, Molina-Rueda F, et al. Low latency estimation of motor

intentions to assist reaching movements along multiple sessions in chronic stroke patients: A feasibility study. *Frontiers in Neuroscience*. 2017;11. DOI: 10.3389/fnins.2017.00126. 9.

[33] Hackett ML, Duncan JR, Anderson CS, et al. Health-related quality of life among long-term survivors of stroke : Results from the Auckland Stroke Study, 1991-1992. *Stroke*. 2000 Feb;31(2):440–447. DOI: 10.1161/01.STR.31.2.440. 9.

[34] Muralidharan A, Chae J, Taylor DM. Extracting attempted hand movements from EEGs in people with complete hand paralysis following stroke. *Frontiers in Neuroscience*. 2011 Mar;5. DOI: 10.3389/fnins.2011.00039. 9.

[35] Kapadia NM, Nagai MK, Zivanovic V, et al. Functional electrical stimulation therapy for recovery of reaching and grasping in severe chronic pediatric stroke patients.*Journal of Child Neurology*. 2014 Apr;29(4):493–499. DOI: 10.1177/0883073813484088. 9, 24.

[36] Bertani R, Melegari C, De Cola MC, et al. Effects of robot-assisted upper limb rehabilitation in stroke patients: A systematic review with meta-analysis. *Neurological Sciences*. 2017 Sep;38(9):1561–1569. DOI: 10.1007/s10072-017-2995-5. 9, 36.

[37] Gonzalez Andino SL, Herrera-Rincon C, Panetsos F, et al. Combining BMI stimulation and mathematical modeling for acute stroke recovery and neural repair. *Frontiers in Neuroscience*. 2011;5. DOI: 10.3389/fnins.2011.00087. 9.

[38] Kralj A, Vodovnik L. Functional electrical stimulation of the extremities: Part 1. *Journal of Medical Engineering & Technology*. 1977 Jan;1(1):12–15. DOI: 10.3109/03091907709161582. 11.

[39] Peckham PH, Knutson JS. Functional electrical stimulation for neuromuscular applications. *Annual Review of Biomedical Engineering*. 2005;7:327–360. DOI: 10.1146/annurev. bioeng.6.040803.140103. 11.

[40] Liberson WT. Functional electrotherapy: Stimulation of the peroneal nerve synchronized with the swing phase of the gait of hemiplegic patients. Archives of Physical Medicine. 1961;42:101–105. 11, 85.

[41] Long C. An electrophysiologic splint for the hand. *Archives of Physical Medicine and Rehabilitation*. 1963 Sep;44:499–503. 11.

[42] Angeli CA, Edgerton VR, Gerasimenko YP, et al. Altering spinal cord excitability enables voluntary movements after chronic complete paralysis in humans. *Brain: A Journal of Neurology*. 2014 May;137(Pt 5):1394–1409. DOI: 10.1093/brain/awu038. 12.

[43] Mortimer JT, Bhadra N. Peripheral nerve and muscle stimulation. In: *Neuroprosthetics. World Scientific*; 2004. pp. 638–682. (Series on Bioengineering and Biomedical Engineering; Volume 2). DOI: 10.1142/9789812561763_0020. 12.

[44] Ethier C, Oby ER, Bauman MJ, et al. Restoration of grasp following paralysis through brain-controlled stimulation of muscles. *Nature*. 2012 May;485(7398):368–371.DOI: 10.1038/nature10987. 12.

[45] Popovic MR, Keller T, Pappas IP, et al. Surface-stimulation technology for grasping and walking neuroprosthesis. *IEEE Engineering In Medicine And Biology Magazine: The Quarterly Magazine of the Engineering in Medicine & Biology Society*. 2001 Jan;20(1):82–93. DOI: 10.1109/51.897831. 13.

[46] Teasell R, Salbach NM, Foley N, et al. Canadian stroke best practice recommendations:Rehabilitation, recovery, and community participation following Stroke. Part One: Rehabilitation and recovery following stroke; 6th Edition Update 2019. *International Journal of Stroke: Official Journal of the International Stroke Society*. 2020 Jan;1747493019897843. DOI: 10.1177/1747493019897843. 13.

[47] Kalra L, Langhorne P. Facilitating recovery: Evidence for organized stroke care.*Journal of Rehabilitation Medicine*. 2007 Mar;39(2):97–102. DOI: 10.2340/16501977-0043. 13.

[48] Prvu Bettger JA, Stineman MG. Effectiveness of multidisciplinary rehabilitation services in postacute care: State-of-the-science. A review. *Archives of Physical Medicine and Rehabilitation*. 2007 Nov;88(11):1526–1534. DOI: 10.1016/j.apmr.2007.06.768. 13.

[49] Seiffge DJ, Werring DJ, Paciaroni M, et al. Timing of anticoagulation after recent ischaemic stroke in patients with atrial fibrillation. *The Lancet Neurology*. 2019 Jan;18(1):117–126. DOI: 10.1016/S1474-4422(18)30356-9. 13.

[50] Stroke Unit Trialists' Collaboration. Organised inpatient (stroke unit) care for stroke. *The Cochrane Database of Systematic Reviews*. 2013 Sep;(9):CD000197. 13.

[51] Anonymous. 1. Initial Stroke Rehabilitation Assessment. Canadian Stroke Best Practices.https://www.strokebestpractices.ca/en/recommendations/stroke-rehabilitation/initial-stroke-rehabilitation-assessment/; 2016. 13, 17, 20.

[52] Sheffler LR, Taylor PN, Gunzler DD, et al. Randomized controlled trial of surface peroneal nerve stimulation for motor relearning in lower limb hemiparesis. *Archives of Physical Medicine and Rehabilitation*. 2013 Jun;94(6):1007–1014.DOI: 10.1016/j.apmr.2013.01.024. 14.

[53] Jaqueline da Cunha M, Rech KD, Salazar AP, et al. Functional electrical stimulation of the peroneal nerve improves post-stroke gait speed when combined with physiotherapy. A systematic review and meta-analysis. *Annals of Physical and Rehabilitation Medicine*. 2020 May. DOI: 10.1016/j.rehab.2020.03.012. 14.

[54] Stanic U, Acimović-Janezic R, Gros N, et al. Multichannel electrical stimulation for correction of hemiplegic gait. Methodology and preliminary results. *Scandinavian Journal of Rehabilitation Medicine*. 1978;10(2):75–92. 14.

[55] Bogataj U, Gros N, Malezic M, et al. Restoration of gait during two to three weeks of therapy with multichannel electrical stimulation. *Physical Therapy*. 1989 May;69(5):319–327. DOI: 10.1093/ptj/69.5.319. 14.

[56] Daly JJ, Roenigk K, Holcomb J, et al. A randomized controlled trial of functional neuromuscular stimulation in chronic *stroke* subjects. Stroke. 2006 Jan;37(1):172–178. DOI: 10.1161/01.STR.0000195129.95220.77. 14.

[57] Tan Z, Liu H, Yan T, et al. The effectiveness of functional electrical stimulation based on a normal gait pattern on subjects with early stroke: A randomized controlled trial. *BioMed Research International*. 2014;2014:545408. DOI: 10.1155/2014/545408. 14.

[58] Kesar TM, Reisman DS, Perumal R, et al. Combined effects of fast treadmill walking and functional electrical stimulation on poststroke gait. *Gait & Posture*. 2011 Feb;33(2):309–313. DOI: 10.1016/j.gaitpost.2010.11.019.14.

[59] Sauder NR, Meyer AJ, Allen JL, et al. Computational design of fastFES treatment to improve propulsive force symmetry during post-stroke gait: A feasibility study. *Frontiers in Neurorobotics*. 2019;13:80. DOI: 10.3389/fnbot.2019.00080.14.

[60] Kafri M, Laufer Y. Therapeutic effects of functional electrical stimulation on gait in individuals post-stroke. *Annals of Biomedical Engineering*. 2015 Feb;43(2):451–466. DOI: 10.1007/s10439-014-1148-8. 15.

[61] Burridge JH, Taylor PN, Hagan SA, et al. The effects of common peroneal stimulation on the effort and speed of walking: A randomized controlled trial with chronic hemiplegic patients. *Clinical Rehabilitation*. 1997 Aug;11(3):201–210. DOI: 10.1177/026921559701100303. 15.

[62] Taylor P, Burridge J, Dunkerley A, et al. Clinical audit of 5 years provision of the Odstock dropped foot stimulator. *Artificial Organs*. 1999 May;23(5):440–442. DOI: 10.1046/j.1525-1594.1999.06374.x. 15.

[63] Taylor PN, Burridge JH, Dunkerley AL, et al. Clinical use of the Odstock dropped foot stimulator: Its effect on the speed and effort of walking. *Archives of Physical*

*Medicine and Rehabilitation*. 1999 Dec;80(12):1577–1583. DOI: 10.1016/S0003-9993(99)90333-7. 15.

[64] Street T, Singleton C. A clinically meaningful training effect in walking speed using functional electrical stimulation for motor-incomplete spinal cord injury. *The Journal of Spinal Cord Medicine*. 2018 May;41(3):361–366. DOI: 10.1080/10790268.2017.1392106. 15.

[65] Hausdorff JM, Ring H. Effects of a new radio Frequency-Controlled neuroprosthesis on gait symmetry and rhythmicity in patients with chronic hemiparesis. *American Journal of Physical Medicine & Rehabilitation*. 2008 Jan;87(1):4–13. DOI: 10.1097/PHM.0b013e31815e6680. 16.

[66] Stein RB, Everaert DG, Thompson AK, et al. Long-term therapeutic and orthotic effects of a foot drop stimulator on walking performance in progressive and nonprogressive neurological disorders. *Neurorehabilitation and Neural Repair*. 2010 Feb;24(2):152–167. DOI: 10.1177/1545968309347681. 16.

[67] Vodovnik L, Kralj A, Stanic U, et al. Recent applications of functional electrical stimulation to stroke patients in Ljubljana. *Clinical Orthopaedics and Related Research*. 1978 Mar;(131):64–70. DOI: 10.1097/00003086-197803000-00009. 17, 85.

[68] Billian C, Gorman PH. Upper extremity applications of functional neuromuscular stimulation. *Assistive Technology: The Official Journal of RESNA*. 1992;4(1):31–39. DOI: 10.1080/10400435.1992.10132190. 17.

[69] Popovic MR, Thrasher TA, Zivanovic V, et al. Neuroprosthesis for retraining reaching and grasping functions in severe hemiplegic patients. *Neuromodulation: Journal of the International Neuromodulation Society*. 2005 Jan;8(1):58–72. DOI: 10.1111/j.1094-7159.2005.05221.x. 18, 24.

[70] Thrasher TA, Zivanovic V, McIlroy W, et al. Rehabilitation of reaching and grasping function in severe hemiplegic patients using functional electrical stimulation therapy. *Neurorehabilitation and Neural Repair*. 2008 Nov;22(6):706–714. DOI: 10.1177/1545968308317436. 18, 24.

[71] Venugopalan L, Taylor PN, Cobb JE, et al. Upper limb functional electrical stimulation devices and their man-machine interfaces.*Journal of Medical Engineering & Technology*. 2015;39(8):471–479. DOI: /10.3109/03091902.2015.1102344. 18.

[72] Hebert DA, Bowen JM, Ho C, et al. Examining a new functional electrical stimulation therapy with people with severe upper extremity hemiparesis and chronic stroke: A feasibility study. *British Journal of Occupational Therapy*. 2017 Nov;80(11):651–659.

DOI: 10.1177/0308022617719807. 19.

[73] Snoek GJ, IJzerman MJ, Hermens HJ, et al. Survey of the needs of patients with spinal cord injury: Impact and priority for improvement in hand function in tetraplegics. *Spinal Cord*. 2004 Sep;42(9):526–532. DOI: 10.1038/sj.sc.3101638. 19, 81.

[74] Yozbatiran N, Francisco GE. Robot-assisted therapy for the upper limb after cervical spinal cord injury. *Physical Medicine and Rehabilitation Clinics of North America*. 2019 May;30(2):367–384. DOI: 10.1016/j.pmr.2018.12.008. 19.

[75] Ward J, Power D. Increasing the availability of nerve transfer for cervical spinal cord injury. *Journal of Plastic, Reconstructive & Aesthetic Surgery: JPRAS*. 2016 Jul;69(7):e159. DOI: 10.1016/j.bjps.2016.01.032. 19.

[76] Bryden A, Kilgore KL, Nemunaitis GA. Advanced assessment of the upper limb in tetraplegia: A three-tiered approach to characterizing paralysis. *Topics in Spinal Cord Injury Rehabilitation*. 2018;24(3):206–216. DOI: 10.1310/sci2403-206. 20.

[77] O'Sullivan SB, Schmitz TJ. *Physical Rehabilitation: Assessment and Treatment*. F.A. Davis;1994. 21.

[78] Somers MF. *Spinal Cord Injury: Functional Rehabilitation*. Appleton & Lange; 1992. 21.

[79] Colombo G, Wirz M, Dietz V. Driven gait orthosis for improvement of locomotor training in paraplegic patients. *Spinal Cord*. 2001 May;39(5):252–255. DOI: 10.1038/sj.sc.3101154. 21.

[80] Hesse S, Werner C, Bardeleben A. Electromechanical gait training with functional electrical stimulation: Case studies in spinal cord injury. *Spinal Cord*. 2004 Jun;42(6):346–352. DOI: 10.1038/sj.sc.3101595. 21.

[81] Weber DJ, Stein RB, Chan KM, et al. Functional electrical stimulation using microstimulators to correct foot drop: A case study. *Canadian Journal of Physiology and Pharmacology*. 2004, 82(8-9):784–792. DOI: 10.1139/y04-078. 21.

[82] Harkema SJ, Schmidt-Read M, Lorenz DJ, et al. Balance and ambulation improvements in individuals with chronic incomplete spinal cord injury using locomotor training-based rehabilitation. *Archives of Physical Medicine and Rehabilitation*. 2012 Sep;93(9):1508–1517. DOI: 10.1016/j.apmr.2011.01.024. 21.

[83] Field-Fote EC. Combined use of body weight support, functional electric stimulation, and treadmill training to improve walking ability in individuals with chronic incomplete spinal cord injury. *Archives of Physical Medicine and Rehabilitation*. 2001 Jun;82(6):818–824. DOI: 10.1053/apmr.2001.23752. 21.

## 参考文献

[84] Field-Fote EC, Lindley SD, Sherman AL. Locomotor training approaches for individuals with spinal cord injury: A preliminary report of walking-related outcomes. *Journal of Neurologic Physical Therapy: JNPT*. 2005 Sep;29(3):127–1237. DOI: 10.1097/01. NPT.0000282245.31158.09. 21.

[85] Andrews BJ, Baxendale RH, Barnett R. Hybrid FES orthosis incorporating closed loop control and sensory feedback.*Journal of Biomedical Engineering*. 1988 Apr;10(2):189–195. DOI: 10.1016/0141-5425(88)90099-4. 21.

[86] Popovic D, Tomović R, Schwirtlich L. Hybrid assistive systemthe motor neuroprosthesis. *IEEE Transactions on Bio-Medical Engineering*. 1989 Jul;36(7):729–737. DOI: 10.1109/10.32105. 21, 46.

[87] Isakov E, Douglas R, Berns P. Ambulation using the reciprocating gait orthosis and functional electrical stimulation. *Paraplegia*. 1992 Apr;30(4):239–245. DOI: 10.1038/sc.1992.62. 22.

[88] Klose KJ, Jacobs PL, Broton JG, et al. Evaluation of a training program for persons with SCI paraplegia using the Parastep 1 ambulation system: Part 1. Ambulation performance and anthropometric measures. *Archives of Physical Medicine and Rehabilitation*. 1997 Aug;78(8):789–793. DOI: 10.1016/ S0003-9993(97)90188-X. 22.

[89] Thomas SL, Gorassini MA. Increases in corticospinal tract function by treadmill training after incomplete spinal cord injury. *Journal of Neurophysiology*. 2005 Oct;94(4):2844–2855. DOI: 10.1152/jn.00532.2005. 23.

[90] Mulcahey MJ, Betz RR, Kozin SH, et al. Implantation of the Freehand System during initial rehabilitation using minimally invasive techniques. *Spinal Cord*. 2004 Mar;42(3):146–155. DOI: 10.1038/sj.sc.3101573. 23.

[91] IJzerman MJ, Stoffers TS, in't Groen FACG, et al. The NESS handmaster orthosis: Restoration of hand function in C5 and stroke patients by means of electrical stimulation. *Journal of Rehabilitation Sciences*. 1996;9(3):86–89. 23.

[92] Prochazka A, Gauthier M, Wieler M, et al. The bionic glove: An electrical stimulator garment that provides controlled grasp and hand opening in quadriplegia. *Archives of Physical Medicine and Rehabilitation*. 1997 Jun;78(6):608–614. DOI: 10.1016/S0003-9993(97)90426-3. 23.

[93] Rebersek S, Vodovnik L. Proportionally controlled functional electrical stimulation of hand. *Archives of Physical Medicine and Rehabilitation*. 1973 Aug;54(8):378–382. 23.

[94] Popovic DB, Popovic MB, Sinkjaer T. Neurorehabilitation of upper extremities in humans with sensory-motor impairment. *Neuromodulation: Journal of the*

*International Neu-romodulation Society*. 2002 Jan;5(1):54–66. DOI: 10.1046/j.1525-1403.2002._2009.x. 23.

[95] Kapadia N, Zivanovic V, Popovic MR. Restoring voluntary grasping function in individuals with incomplete chronic spinal cord injury: Pilot study. *Topics in Spinal Cord Injury Rehabilitation*. 2013;19(4):279–287. DOI: 10.1310/sci1904-279. 23, 24.

[96] Popovic MR, Kapadia N, Zivanovic V, et al. Functional electrical stimulation therapy of voluntary grasping versus only conventional rehabilitation for patients with subacute incomplete tetraplegia: A randomized clinical trial. *Neuroreha-bilitation and Neural Repair*. 2011 Jun;25(5):433–442. DOI: 10.1177/1545968310392924. 23, 24, 85.

[97] Kapadia N, Moineau B, Popovic MR. Functional electrical stimulation therapy for retraining reaching and grasping after spinal cord injury and stroke. *Frontiers in Neuroscience*. 2020 Jul;14. DOI: 10.3389/fnins.2020.00718. 24.

[98] Kapadia NM, Bagher S, Popovic MR. Influence of different rehabilitation therapy models on patient outcomes: Hand function therapy in individuals with incomplete SCI. *The Journal of Spinal Cord Medicine*. 2014 Nov;37(6):734–743. DOI: 10.1179/2045772314Y.0 000000203.24.

[99] Popovic MR, Curt A, Keller T, et al. Functional electrical stimulation for grasping and walking: Indications and limitations. *Spinal Cord*. 2001 Aug;39(8):403–412. DOI: 10.1038/sj.sc.3101191. 25.

[100] Doherty JG, Burns AS, O'Ferrall DM, et al. Prevalence of upper motor neuron vs lower motor neuron lesions in complete lower thoracic and lumbar spinal cord injuries. *The Journal of Spinal Cord Medicine*. 2002;25(4):289–292. DOI: 10.1080/10790268.2002.11753630. 25.

[101] Stein J. Robotics in rehabilitation: Technology as destiny. *American Journal of Physical Medicine & Rehabilitation*. 2012 Nov;91(11):S199. DOI: 10.1097/PHM.0b013e31826bcbbd. 27.

[102] Ekkelenkamp R, Veneman J, der Kooij H van. LOPES: A lower extremity powered exoskeleton. In: *Proceedings 2007 IEEE International Conference On Robotics And Automation*. 2007. pp. 3132–3133. DOI: 10.1109/ROBOT.2007.363952. 27, 28, 40.

[103] Kwakkel G, Kollen B, Lindeman E. Understanding the pattern of functional recovery after stroke: Facts and theories. *Restorative Neurology and Neuroscience*. 2004;22(3-5):281–299. 27.

[104] Hesse S, Uhlenbrock D, Werner C, et al. A mechanized gait trainer for restoring gait in nonambulatory subjects. *Archives of Physical Medicine and Rehabilitation*. 2000

Sep;81(9):1158–1161. DOI: 10.1053/apmr.2000.6280. 27, 33.

[105] Krebs HI, Hogan N, Aisen ML, et al. Robot-aided neurorehabilitation. *IEEE Transactions on Rehabilitation Engineering*. 1998 Mar;6(1):75–87. DOI: 10.1109/86.662623. 28.

[106] Jezernik S, Colombo G, Keller T, et al. Robotic orthosis lokomat: A rehabilitation and research tool. *Neuromodulation: Technology at the Neural Interface*. 2003;6(2):108–115. DOI: 10.1046/j.1525-1403.2003.03017.x. 28, 38, 39.

[107] Yue Z, Zhang X, Wang J. Hand rehabilitation robotics on poststroke motor recovery. Vol. 2017, *Behavioral Neurology*. https://www.hindawi.com/journals/bn/2017/3908135/; Hindawi; 2017. p. e3908135. DOI: 10.1155/2017/3908135. 28.

[108] Weber LM, Stein J. The use of robots in stroke rehabilitation: A narrative review. *NeuroRehabilitation*. 2018 Jan;43(1):99–110. DOI: 10.3233/NRE-172408. 28, 49.

[109] Maciejasz P, Eschweiler J, Gerlach-Hahn K, et al. A survey on robotic devices for upper limb rehabilitation.*Journal of NeuroEngineering and Rehabilitation*. 2014 Jan;11(1):3. DOI: 10.1186/1743-0003-11-3. 28.

[110] Lee SH, Park G, Cho DY, et al. Comparisons between end-effector and exoskeleton rehabilitation robots regarding upper extremity function among chronic stroke patients with moderate-to-severe upper limb impairment. *Scientific Reports*. 2020 Feb;10(1):1806. DOI:10.1038/s41598-020-58630-2. 28.

[111] Hesse S, Schmidt H, Werner C, et al. Upper and lower extremity robotic devices for rehabilitation and for studying motor control. *Current Opinion in Neurology*. 2003 Dec;16(6):705–710. DOI: 10.1097/00019052-200312000-00010. 28, 29, 31, 33, 38.

[112] Krebs HI, Volpe BT, Williams D, et al. Robot-aided neurorehabilitation: A robot for wrist rehabilitation. *IEEE Transactions on Neural Systems and Rehabilitation Engineering: A Publication of the IEEE Engineering in Medicine and Biology Society*. 2007 Sep;15(3):327–335. DOI: 10.1109/TNSRE.2007.903899. 29.

[113] Lum PS, Burgar CG, Shor PC. Evidence for improved muscle activation patterns after retraining of reaching movements with the MIME robotic system in subjects with poststroke hemiparesis. *IEEE Transactions on Neural Systems and Rehabilitation Engineering*. 2004 Jun;12(2):186–194. DOI: 10.1109/TNSRE.2004.827225. 29.

[114] Lum P, Reinkensmeyer D, Mahoney R, et al. Robotic devices for movement therapy after stroke: Current status and challenges to clinical acceptance. *Topics in Stroke Rehabilitation*. 2002;8(4):40–53. DOI: 10.1310/9KFM-KF81-P9A4-5WW0. 30.

[115] Reinkensmeyer DJ, Schmit BD, Rymer WZ. Assessment of active and passive restraint

during guided reaching after chronic brain injury. *Annals of Biomedical Engineering.* 1999; 27(6):805–814. DOI: 10.1114/1.233. 30.

[116] Reinkensmeyer DJ, Dewald JP, Rymer WZ. Guidance-based quantification of arm impairment following brain injury: A pilot study. *IEEE Transactions on Rehabilitation Engineering: A Publication of the IEEE Engineering in Medicine and Biology Society.* 1999 Mar;7(1):1–11. DOI: 10.1109/86.750543. 30.

[117] Hesse S, Schmidt H, Werner C. Machines to support motor rehabilitation after stroke: 10 years of experience in Berlin. *Journal of Rehabilitation Research and Development.* 2006; 43(5):671–678. DOI: 10.1682/JRRD.2005.02.0052. 31, 36.

[118] Loureiro R, Amirabdollahian F, Topping M, et al. Upper limb robot mediated stroke therapy GENTLE/s Approach. *Autonomous Robots.* 2003 Jul;15(1):35–51. DOI: 10.1023/A:1024436732030. 32.

[119] Masiero S, Celia A, Armani M, et al. A novel robot device in rehabilitation of post-stroke hemiplegic upper limbs. *Aging Clinical and Experimental Research.* 2006 Dec;18(6):531–535. DOI: 10.1007/BF03324854. 32, 33.

[120] Rosati G, Gallina P, Masiero S. Design, Implementation and clinical tests of a wire-based robot for neurorehabilitation. *IEEE Transactions on Neural Systems and Rehabilitation Engineering.* 2007 Dec;15(4):560–569. DOI: 10.1109/TNSRE.2007.908560. 32, 33.

[121] Hesse S, Werner C, Uhlenbrock D, von Frankenberg S, Bardeleben A, Brandl-Hesse B. An electromechanical gait trainer for restoration of gait in hemiparetic stroke patients: Preliminary results. *Neurorehabilitation and Neural Repair.* 2001;15(1):39–50. DOI: 10.1177/154596830101500106. 33, 34.

[122] Schmidt H, Krüger J, Hesse S. HapticWalker Haptic foot device for gait rehabilitation. In: *Human Haptic Perception: Basics and Applications.* Birkhäuser Basel; 2008. pp. 501–511. DOI: 10.1007/978-3-7643-7612-3_42. 35.

[123] Lo HS, Xie SQ. Exoskeleton robots for upper-limb rehabilitation: State of the art and future prospects. *Medical Engineering & Physics.* 2012 Apr;34(3):261–268. DOI: 10.1016/j. medengphy.2011.10.004. 36.

[124] Pignolo L. Robotics in neuro-rehabilitation. *Journal of Rehabilitation Medicine.* 2009 Nov;41(12):955–960. DOI: 10.2340/16501977-0434. 36.

[125] Nef T, Mihelj M, Riener R. ARMin: A robot for patient-cooperative arm therapy. *Medical & Biological Engineering & Computing.* 2007 Sep;45(9):887–900. DOI: 10.1007/ s11517-007-0226-6. 36, 37.

[126] Guidali M, Duschau-Wicke A, Broggi S, et al. A robotic system to train activities of daily living in a virtual environment. *Medical & Biological Engineering & Computing*. 2011 Jul;49(10):1213. DOI: 10.1007/s11517-011-0809-0. 37.

[127] Zariffa J, Kapadia N, Kramer JLK, et al. Effect of a robotic rehabilitation device on upper limb function in a sub-acute cervical spinal cord injury population. *IEEE International Conference on Rehabilitation Robotics*: [proceedings]. 2011:5975400. DOI: 10.1109/ICORR.2011.5975400. 37, 38.

[128] Vukobratovic M, Hristic D, Stojiljkovic Z. Development of active anthropomorphic exoskeletons. *Medical & Biological Engineering*. 1974 Jan;12(1):66–80. DOI: 10.1007/ BF02629836. 38.

[129] Veneman JF, Kruidhof R, Hekman EEG, et al. Design and evaluation of the LOPES exoskeleton robot for interactive gait rehabilitation. *IEEE Transactions on Neural Systems and Rehabilitation Engineering: A Publication of the IEEE Engineering in Medicine and Biology Society*. 2007 Sep;15(3):379–386. DOI: 10.1109/ TNSRE.2007.903919. 39.

[130] Calabrò RS, Cacciola A, Bertè F, et al. Robotic gait rehabilitation and substitution devices in neurological disorders: Where are we now? *Neurological Sciences: Official Journal of the Italian Neurological Society and of the Italian Society of Clinical Neurophysiology*. 2016 Apr;37(4):503–514. DOI: 10.1007/s10072-016-2474-4. 40.

[131] Escalona MJ, Bourbonnais D, Goyette M, et al. Wearable exoskeleton control modes selected during overground walking affect muscle synergies in adults with a chronic incomplete spinal cord injury. *Spinal Cord Series and Cases*. 2020 Apr;6(1):26. DOI: 10.1038/s41394-020-0269-6. 41.

[132] Kawamoto H, Sankai Y. Comfortable power assist control method for walking aid by HAL-3. In: *IEEE International Conference on Systems, Man and Cybernetics*. 2002. p. 6 vol.4. 41.

[133] Veerbeek JM, Langbroek-Amersfoort AC, van Wegen EEH, et al. Effects of robot-assisted therapy for the upper limb after stroke. *Neurorehabilitation and Neural Repair*. 2017 Feb;31(2):107–121. DOI: 10.1177/1545968316666957. 41.

[134] Chen Z, Wang C, Fan W, et al. Robot-assisted arm training versus therapist-mediated training after stroke: A systematic review and meta-analysis. Vol. 2020, *Journal of Healthcare Engineering*. https://www.hindawi.com/journals/ jhe/2020/8810867/; Hindawi; 2020. p. e8810867. DOI: 10.1155/2020/8810867. 42.

[135] Mehrholz J, Pollock A, Pohl M, et al. Systematic review with network meta-analysis

of randomized controlled trials of robotic-assisted arm training for improving activities of daily living and upper limb function after stroke.*Journal of Neuro Engineering and Rehabilitation*. 2020 Jun;17(1):83. DOI: 10.1186/s12984-020-00715-0. 42.

[136] Wu J, Cheng H, Zhang J, et al. Robot-assisted therapy for upper extremity motor impairment after stroke: A systematic review and meta-analysis. *Physical Therapy*. 2021; Apr 4;101(4):pzab010. DOI: 10.1093/ptj/pzab010. DOI: 10.1093/ptj/pzab010. 42.

[137] Mehrholz J, Thomas S, Werner C, et al. Electromechanical-assisted training for walking after stroke. *The Cochrane Database of Systematic Reviews*. 2017 May;5:CD006185. DOI: 10.1002/14651858.CD006185.pub4. 42.

[138] Zheng Q-X, Ge L, Wang CC, et al. Robot-assisted therapy for balance function rehabilitation after stroke: A systematic review and meta-analysis. *International Journal of Nursing Studies*. 2019;95(Complete):7–18. DOI: 10.1016/j.ijnurstu.2019.03.015. 43.

[139] Singh H, Unger J, Zariffa J, et al. Robot-assisted upper extremity rehabilitation for cervical spinal cord injuries: A systematic scoping review. *Disability and Rehabilitation Assistive Technology*. 2018 Oct;13(7):704–715. DOI: 10.1080/17483107.2018.1425747. 43.

[140] Cheung EYY, Ng TKW, Yu KKK, et al. Robot-assisted training for people with spinal cord injury: A meta-analysis. *Archives of Physical Medicine and Rehabilitation*. 2017 Nov;98(11):2320–2331.e12. DOI: 10.1016/j.apmr.2017.05.015. 43, 44.

[141] Fang C-Y, Tsai J-L, Li G-S, et al. Effects of robot-assisted gait training in individuals with spinal cord injury: A meta-analysis. *BioMed Research International*. 2020:2102785. DOI: 10.1155/2020/2102785. 44.

[142] del-Ama AJ, Koutsou AD, Moreno JC, et al.Review of hybrid exoskeletons to restore gait following spinal cord injury.*Journal of Rehabilitation Research and Development*. 2012;49(4):497–514. DOI: 10.1682/JRRD.2011.03.0043. 44.

[143] To CS, Kobetic R, Schnellenberger JR, et al. Design of a variable constraint hip mechanism for a hybrid neuroprosthesis to restore gait after spinal cord injury. *IEEE/ASME Transactions on Mechatronics*. 2008 Apr;13(2):197–205. DOI: 10.1109/TMECH.2008.918551. 44.

[144] To CS, Kobetic R, Triolo RJ. Hybrid orthosis system with a variable hip coupling mechanism. In: *2006 International Conference of the IEEE Engineering in Medicine and Biology Society*. 2006. pp. 2928–2931. DOI: 10.1109/IEMBS.2006.259631. 44.

[145] Durfee WK, Goldfarb M. Design of a controlled-brake orthosis for regulating FES-aided gait. In: *1992 14th Annual International Conference of the IEEE Engineering in Medicine and Biology Society*. 1992. pp. 1337–1338. 45.

[146] Farris RJ, Quintero HA, Withrow TJ, et al. Design of a joint-coupled orthosis for FES-aided gait. In: *2009 IEEE International Conference on Rehabilitation Robotics*. 2009. pp. 246–252. DOI: 10.1109/ICORR.2009.5209623. 45.

[147] Durfee WK. Design and simulation of a pneumatic, stored-energy, hybrid orthosis for gait restoration. *Journal of Biomechanical Engineering*. 2005 Jul;127(6):1014. DOI: 10.1115/1.2050652. 45.

[148] Kangude A, Burgstahler B, Kakastys J, et al. Single channel hybrid FES gait system using an energy storing orthosis: Preliminary design. In: *2009 Annual International Conference of the IEEE Engineering in Medicine and Biology Society*. 2009. pp. 6798–6801. DOI: 10.1109/IEMBS.2009.5333976. 45.

[149] Stauffer Y, Allemand Y, Bouri M, et al. The WalkTrainer—A new generation of walking reeducation device combining orthoses and muscle stimulation. *IEEE Transactions on Neural Systems and Rehabilitation Engineering*. 2009 Feb;17(1):38–45. DOI: 10.1109/TNSRE.2008.2008288. 45, 46.

[150] Pedrocchi A, Ferrante S, Ambrosini E, et al. MUNDUS project: MUltimodal neuroprosthesis for daily upper limb support. *Journal of NeuroEngineering and Rehabilitation*. 2013 Jul;10:66. DOI: 10.1186/1743-0003-10-66. 46, 47.

[151] Ambrosini E, Zajc J, Ferrante S, et al. A hybrid robotic system for arm training of stroke survivors: Concept and first evalua-tion. *IEEE Transactions on Bio-Medical Engineering*. 2019 Dec;66(12):3290–3300. DOI: 10.1109/TBME.2019.2900525. 46, 47.

[152] Scott S, Yu T, White KT, et al. A robotic hand device safety study for people with cervical spinal cord injury. *Federal Practitioner: For The Health Care Professionals of the VA, DoD, and PHS*. 2018 Apr;35(Suppl 3):S21–25. 48.

[153] Stein J. Robotics in rehabilitation: Technology as destiny. *American Journal of Physical Medicine & Rehabilitation*. 2012 Nov;91(11 Suppl 3):S199–203. DOI: 10.1097/PHM.0b013e31826bcbbd. 48.

[154] Wolpaw JR, Birbaumer N, Heetderks WJ, et al. Brain–computer interface technology: A review of the first international meeting. *IEEE Transactions on Rehabilitation Engineering*. 2000 Jun;8(2):164–173. DOI: 10.1109/ TRE.2000.847807. 51.

[155] Vidal JJ. Real-time detection of brain events in EEG. *Proceedings of the IEEE*.

1977;65(5):633–641. DOI: 10.1109/PROC.1977.10542. 51, 56.

[156] Vidal J. Toward direct brain–computer communication. *Annual Review of Biophysics and Bioengineering*. 1973;2(1):157–180. DOI: 10.1146/annurev.bb.02.060173.001105. 51.

[157] Hochberg LR, Serruya MD, Friehs GM, et al. Neuronal ensemble control of prosthetic devices by a human with tetraplegia. *Nature*. 2006 Jul;442(7099):164–171. DOI: 10.1038/nature04970. 53, 62.

[158] Ajiboye AB, Simeral JD, Donoghue JP, et al. Prediction of imagined single-joint movements in a person with high-level tetraplegia. *IEEE Transactions on Bio-Medical Engineering*. 2012;59(10):2755–2765. DOI: 10.1109/TBME.2012.2209882.53.

[159] Chadwick EK, Blana D, Simeral JD, et al. Continuous neuronal ensemble control of simulated arm reaching by a human with tetraplegia. *Journal of Neural Engineering*. 2011 May;8(3):034003. DOI: 10.1088/1741-2560/8/3/034003. 53.

[160] Collinger JL, Wodlinger B, Downey JE, et al. High-performance neuroprosthetic control by an individual with tetraplegia. *The Lancet*. 2013 Feb;381(9866):557–564. DOI: 10.1016/S0140-6736(12)61816-9. 53, 61, 62.

[161] Ajiboye AB, Willett FR, Young DR, et al. Restoration of reaching and grasping movements through brain-controlled muscle stimulation in a person with tetraplegia: A proof-of-concept demonstration. *The Lancet*. 2017 May;389(10081):1821–1830. DOI: 10.1016/S0140-6736(17)30601-3. 53, 63, 65.

[162] Toro C, Cox C, Friehs G, et al. 8-12 Hz rhythmic oscillations in human motor cortex during two-dimensional arm movements: Evidence for representation of kinematic parameters. *Electroencephalography and Clinical Neurophysiology*. 1994 Oct;93(5):390–403. DOI: 10.1016/0168-5597(94)90127-9. 53.

[163] Rickert J, Oliveira SC de, Vaadia E, et al. Encoding of movement direction in different frequency ranges of motor cortical local field potentials. The Journal of Neuroscience: *The Official Journal of the Society for Neuroscience*. 2005 Sep;25(39):8815–8824. DOI: 10.1523/JNEUROSCI.0816-05.2005. 53.

[164] Mehring C, Nawrot M, de Oliveira S, et al. Comparing information about arm movement direction in single channels of local and epicortical field potentials from monkey and human motor cortex. *Journal of Physiology-Paris*. 2004;98(4-6):498–506. DOI: 10.1016/j.jphysparis.2005.09.016. 53.

[165] Milekovic T, Fischer J, Pistohl T, et al. An online brain-Machine interface using decoding of movement direction from the human electrocorticogram. *Journal of Neural*

*Engineering*. 2012; 9(4):046003. DOI: 10.1088/1741-2560/9/4/046003. 53, 61.

[166] Anderson NR, Blakely T, Schalk G, et al. Electrocorticographic (ECoG) correlates of human arm movements. *Experimental Brain Research*. 2012 Nov;223(1):1–10. DOI: 10.1007/s00221-012-3226-1. 53.

[167] Kubánek J, Miller KJ, Ojemann JG, et al. Decoding flexion of individual fingers using electrocorticographic signals in humans. *Journal of Neural Engineering*. 2009 Dec;6(6):066001. DOI: 10.1088/1741-2560/6/6/066001. 53.

[168] Leuthardt EC, Schalk G, Wolpaw JR, et al. A brain–computer interface using electrocorticographic signals in humans.*Journal of Neural Engineering*. 2004 Jun;1(2):63–71. DOI: 10.1088/1741-2560/1/2/001. 53, 61.

[169] Marquez-Chin C, Sanin E, Silva J, et al. Real-time two-dimensional asynchronous control of a remote-controlled car using a single electroencephalographic electrode. *Topics in Spinal Cord Injury Rehabilitation*. 2009 May;14(4):62–68. DOI: 10.1310/sci1404-62. 53.

[170] Marquez-Chin C, Popovic MR, Sanin E, et al. Real-time two-dimensional asynchronous control of a computer cursor with a single subdural electrode. *The Journal of Spinal Cord Medicine*. 2012 Sep;35(5):382–391. DOI: 10.1179/2045772312Y.0000000043. 53, 61, 90.

[171] Márquez-Chin C, Popovic MR, Cameron T, et al. Control of a neuroprosthesis for grasping using off-line classification of electrocorticographic signals: Case study. *Spinal Cord*. 2009 Apr;47(11):802–808. DOI: 10.1038/sc.2009.41. 53, 64.

[172] Spüler M, Walter A, Ramos-Murguialday A, et al. Decoding of motor intentions from epidural ECoG recordings in severely paralyzed chronic stroke patients. *Journal of Neural Engineering*. 2014 Oct;11(6):066008. DOI: 10.1088/1741-2560/11/6/066008. 54.

[173] Slutzky MW. Brain-machine interfaces: Powerful tools for clinical treatment and neuroscientific investigations. *The Neuroscientist*. 2018 May;25(2):139–154. DOI: 10.1177/1073858418775355. 54.

[174] Glover GH. Overview of functional magnetic resonance imaging. *Neurosurgery Clinics of North America*. 2011 Apr;22(2):133–139. DOI: 10.1016/j.nec.2010.11.001. 54.

[175] Almajidy RK, Mankodiya K, Abtahi M, et al. A Newcomer's Guide to Functional Near Infrared Spectroscopy Experiments. *IEEE Reviews in Biomedical Engineering*. 2020;13:292–308. DOI: 10.1109/RBME.2019.2944351. 54.

[176] Yang M, Yang Z, Yuan T, et al. A systemic review of functional near-infrared

spectroscopy for stroke: Current application and future directions. *Frontiers in Neurology*. 2019;10. DOI: 10.3389/fneur.2019.00058. 54.

[177] Power SD, Kushki A, Chau T. Automatic single-trial discrimination of mental arithmetic, mental singing and the no-control state from prefrontal activity: Toward a three-state NIRS-BCI. *BMC Research Notes*. 2012; DOI: 10.1186/1756-0500-5-141. 54, 56.

[178] Caria A, Weber C, Brötz D, et al. Chronic stroke recovery after combined BCI training and physiotherapy: A case report. *Psychophysiology*. 2010 Aug;48(4):578–582. DOI: 10.1111/j.1469-8986.2010.01117.x. 55.

[179] Battapady H, Lin P, Holroyd T, et al. Spatial detection of multiple movement intentions from SAM-filtered single-trial MEG signals. *Clinical Neurophysiology*. 2009 Nov;120(11):1978–1987. DOI: 10.1016/j.clinph.2009.08.017. 55.

[180] Berger H. Über das elektrenkephalogramm des menschen. *Archiv für Psychiatrie und Nervenkrankheiten*. 1929 Dec;87(1):527–570. DOI: 10.1007/BF01797193. 55.

[181] Cooper R, Binnie CD, Billings R. *Techniques in Clinical Neurophysiology: A Practical Manual*. Elsevier Churchill Livingstone; 2005. 55.

[182] Mason S, Bashashati A, Fatourechi M, et al. A comprehensive survey of brain interface technology designs. *Annals of Biomedical Engineering*. 2007;35(2):137–169. DOI: 10.1007/s10439-006-9170-0. 55.

[183] Leeb R, Friedman D, Müller-Putz GR, et al. Selfpaced (asynchronous) BCI control of a wheelchair in virtual environments: A case study with a tetraplegic. *Computational Intelligence and Neuroscience*. 2007; (2):1–8. DOI: 10.1155/2007/79642. 56, 62, 90.

[184] Pfurtscheller G, Lopes da Silva FH. Event-related EEG/MEG synchronization and desynchronization: Basic principles. *Clinical Neurophysiology: Official Journal of the International Federation of Clinical Neurophysiology*. 1999;110(11):1842–1857. DOI: 10.1016/ S1388-2457(99)00141-8. 57, 59.

[185] Graimann B, Huggins JE, Levine SP, et al. Visualization of significant ERD/ ERS patterns in multichannel EEG and ECoG data. *Clinical Neurophysiology*. 2002 Jan;113(1):43–47. DOI: 10.1016/S1388-2457(01)00697-6. 58, 59.

[186] Bai O, Rathi V, Lin P, et al. Prediction of human voluntary movement before it occurs. *Clinical Neurophysiology: Official Journal of the International Federation of Clinical Neurophysiology*. 2011 Feb;122(2):364–372. DOI: 10.1016/j. clinph.2010.07.010. 60.

[187] Jochumsen M, Niazi IK, Dremstrup K, et al. Detecting and classifying three different hand movement types through electroencephalography recordings for

neurorehabilitation. *Medical & Biological Engineering & Computing*. 2015 Dec;54(10):1491–1501. DOI: 10.1007/s11517-015-1421-5. 60.

[188] Xu R, Jiang N, Mrachacz-Kersting N, et al. A closed-loop brain–computer interface triggering an active ankle-foot orthosis for inducing cortical neural plasticity. *IEEE Transactions on Bio-Medical Engineering*. 2014 Jul;61(7):2092–2101. DOI: 10.1109/TBME.2014.2313867. 60.

[189] Niazi IK, Jiang N, Tiberghien O, et al. Detection of movement intention from single-trial movement-related cortical potentials. *Journal of Neural Engineering*. 2011 Dec;8(6):066009. DOI: 10.1088/1741-2560/8/6/066009. 60.

[190] Bai O, Lin P, Vorbach S, et al. A high performance sensorimotor beta rhythm-based brain–computer interface associated with human natural motor behavior. *Journal of Neural Engineering*. 2008 Mar;5(1):24–35. DOI: 10.1088/1741-2560/5/1/003. 60.

[191] Xu R, Jiang N, Vuckovic A, et al. Movement-related cortical potentials in paraplegic patients: Abnormal patterns and considerations for BCI-rehabilitation. *Frontiers in Neuroengineering*. 2014;7:35. DOI: 10.3389/fneng.2014.00035. 60.

[192] Mrachacz-Kersting N, Jiang N, Stevenson AJT, et al. Efficient neuroplasticity induction in chronic stroke patients by an associative brain–com-puter interface. *Journal of Neurophysiology*. 2016 Mar;115(3):1410–1421. DOI: 10.1152/jn.00918.2015. 60, 79, 80, 81, 104.

[193] Donchin E, Spencer KM, Wijesinghe R. The mental prosthesis: Assessing the speed of a P300-based brain–computer interface. *IEEE Transactions on Rehabilitation Engineering* . 2000 Jun;8(2):174–179. DOI: 10.1109/86.847808. 60.

[194] Lenhardt A, Ritter H. *An Augmented-Reality Based Brain–computer Interface For Robot Control*. In Berlin, Heidelberg: Springer Berlin Heidelberg; 2010. pp. 58–65. DOI: 10.1007/978-3-642-17534-3_8. 61.

[195] Kouji Takano NHKK. Towards intelligent environments: An augmented RealityBrain-Machine interface operated with a see-through head-mount display. *Frontiers in Neuroscience*. 2011;5. DOI: 10.3389/fnins.2011.00060. 61.

[196] Brouwer A-M, van Erp JBF. A tactile p300 brain–computer interface. *Frontiers in Neuroscience*. 2010;4:19. DOI: 10.3389/fnins.2010.00019. 61.

[197] Wolpaw JR, McFarland DJ. Control of a two-dimensional movement signal by a noninvasive brain–computer interface in humans. *Proceedings of the National Academy of Sciences*. 2004 Dec;101(51):17849–17854. DOI: 10.1073/pnas.0403504101. 61.

[198] Krusienski DJ, Schalk G, McFarland DJ, et al. A mu-rhythm matched filter for

continuous control of a brain–computer interface. *IEEE Transactions on Bio-Medical Engineering.* 2007 Feb;54(2):273–280. DOI: 10.1109/TBME.2006.886661. 61.

[199] McFarland DJ, Krusienski DJ, Sarnacki WA, et al. Emulation of computer mouse control with a noninvasive brainComputer interface.*Journal of Neural Engineering.* 2008 Mar;5(2):101–110. DOI: 10.1088/1741-2560/5/2/001. 61.

[200] Huang D, Lin P, Fei D-Y, et al. Decoding human motor activity from EEG single trials for a discrete two-dimensional cursor control.*Journal of Neural Engineering.* 2009;6(4):046005. DOI: 10.1088/1741-2560/6/4/046005. 61.

[201] Schalk G, Miller KJ, Anderson NR, et al. Two-dimensional movement control using electrocorticographic signals in humans. *Journal of Neural Engineering.* 2008 Mar;5(1):75–84. DOI: 10.1088/1741-2560/5/1/008. 61.

[202] Marquez-Chin C, Popovic MR, Sanin E, et al. Real-time two-dimensional asynchronous control of a computer cursor with a single subdural electrode. *The Journal of Spinal Cord Medicine.* 2012 Sep;35(5):382–391. DOI: 10.1179/2045772312Y.0000000043.

[203] Kim S-P, Simeral JD, Hochberg LR, et al. Point-and-click cursor control with an intracortical neural interface system by humans with tetraple-gia. IEEE *Transactions on Neural Systems and Rehabilitation Engineering.* 2011;19(2):193–203.DOI: 10.1109/TNSRE.2011.2107750. 61.

[204] LaFleur K, Cassady K, Doud A, et al. Quadcopter control in three-dimensional space using a noninvasive motor imagery-based brain–computer interface. *Journal of Neural Engineering.* 2013 Aug;10(4):046003. DOI: 10.1088/1741- 2560/10/4/046003. 61.

[205] McFarland DJ, Sarnacki WA, Wolpaw JR. Electroencephalographic (EEG) control of three-dimensional movement. *Journal of Neural Engineering.* 2010 May;7(3):036007. DOI: 10.1088/1741-2560/7/3/036007. 61.

[206] Wang W, Collinger JL, Degenhart AD, et al. An electrocorticographic brain interface in an individual with tetraplegia. *PloS One.* 2013;8(2):e55344. DOI: 10.1371/journal.pone.0055344. 61.

[207] Bell CJ, Shenoy P, Chalodhorn R, et al. Control of a humanoid robot by a noninvasive brainComputer interface in humans. *Journal of Neural Engineering.* 2008 May;5(2):214–220. DOI: 10.1088/1741-2560/5/2/012. 61.

[208] Collinger JL, Wodlinger B, Downey JE, et al. High-performance neuroprosthetic control by an individual with tetraplegia. *The Lancet.* 2013 Feb;381(9866):557–564. DOI: 10.1016/S0140-6736(12)61816-9.

[209] Hochberg LR, Bacher D, Jarosiewicz B, et al. Reach and grasp by people with

tetraplegia using a neurally controlled robotic arm. *Nature*. 2012 May;485(7398):372–375. DOI: 10.1038/nature11076. 61.

[210] Onose G, Grozea C, Anghelescu A, et al. On the feasibility of using motor imagery EEG-based brain|[Ndash]|computer interface in chronic tetraplegics for assistive robotic arm control: A clinical test and long-term post-trial follow-up. *Spinal Cord*. 2012 Aug;50(8):599–608. DOI: 10.1038/sc.2012.14. 61.

[211] Rao RPN, Stocco A, Bryan M, et al. A direct brain-to-brain interface in humans. *PloS One*. 2014 Nov;9(11):e111332. DOI: 10.1371/journal. pone.0111332. 61.

[212] Pfurtscheller G, Guger C, Müller G, et al. Brain oscillations control hand orthosis in a tetraplegic. *Neuroscience Letters*. 2000 Oct;292(3):211–214. DOI: 10.1016/S0304-3940(00)01471-3. 61, 64, 90.

[213] Wang PT, King CE, Chui LA, et al. Self-paced brainComputer interface control of ambulation in a virtual reality environment.*Journal of Neural Engineering*. 2012 Oct;9(5):056016. DOI: 10.1088/1741-2560/9/5/056016. 63.

[214] King CE, Wang PT, Chui LA, et al. Operation of a brain–computer interface walking simulator for individuals with spinal cord injury.*Journal of NeuroEngineering and Rehabilitation*. 2013;10(1):77. DOI: 10.1186/1743-0003-10-77. 63.

[215] Do AH, Wang PT, King CE, et al. Brain–computer interface controlled robotic gait orthosis.*Journal of NeuroEngineering and Rehabilitation*. 2013;10:111. DOI: DOI: 10.1186/1743-0003-10-111. 63.

[216] López-Larraz E, Trincado-Alonso F, Rajasekaran V, et al. Control of an ambulatory exoskeleton with a BrainMachine interface for spinal cord injury gait rehabilitation. *Frontiers in Neuroscience*. 2016 Aug;10(122):e103764. DOI: 10.3389/fnins.2016.00359. 63.

[217] Pfurtscheller G, Müller GR, Pfurtscheller J, et al. "Thought" control of functional electrical stimulation to restore hand grasp in a patient with tetraplegia. *Neuroscience Letters*. 2003 Nov;351(1):33–36. DOI: 10.1016/S0304-3940(03)00947-9. 64.

[218] Müller-Putz GR, Scherer R, Pfurtscheller G, et al. EEG-based neuroprosthesis control: A step towards clinical practice. *Neuroscience Letters*. 2005;382(1-2):169–174. DOI: 10.1016/j.neulet.2005.03.021. 64.

[219] Rohm M, Schneiders M, Müller C, et al. Hybrid brainComputer interfaces and hybrid neuroprostheses for restoration of upper limb functions in individuals with high-level spinal cord injury. *Artificial Intelligence in Medicine*. 2013 Oct;59(2):133–142. DOI: 10.1016/j.artmed.2013.07.004. 65.

[220] Friedenberg DA, Schwemmer MA, Landgraf AJ, et al. Neuroprosthetic-enabled control of graded arm muscle contraction in a paralyzed human. *Scientific Reports*. 2017 Aug;7(1):8386. DOI: 10.1038/s41598-017-08120-9. 65.

[221] Dimyan MA, Cohen LG. Neuroplasticity in the context of motor rehabilitation after stroke. *Nature Reviews Neurology*. 2011 Feb;7(2):76–85. DOI: 10.1038/nrneurol.2010.200. 67, 102.

[222] Dobkin BH. Brain–computer interface technology as a tool to augment plasticity and outcomes for neurological rehabilitation. *The Journal of Physiology*. 2007 Mar;579(3):637–642. DOI: 10.1113/jphysiol.2006.123067. 67.

[223] Butler AJ, Page SJ. Mental practice with motor imagery: Evidence for motor recovery and cortical reorganization after stroke. *Archives of Physical Medicine and Rehabilitation*. 2006 Dec;87(12):2–11. DOI: 10.1016/j.apmr.2006.08.326. 68.

[224] Page Stephen J., Peters Heather. Mental practice. *Stroke*. 2014 Nov;45(11):3454–3460. DOI: 10.1161/STROKEAHA.114.004313. 68.

[225] Upper Extremity Interventions | EBRSR - Evidence-Based Review of Stroke Rehabilitation. http://www.ebrsr.com/evidence-review/10-upper-extremity-interventions. 68.

[226] Ang KK, Chua KSG, Phua KS, et al. A randomized controlled trial of EEG-Based motor imagery brain–computer interface robotic rehabilitation for stroke. *Clinical EEG and Neuroscience*. 2014 Sep;46(4):310–320. DOI: 10.1177/1550059414522229. 70, 71, 104.

[227] Ang KK, Guan C, Sui Geok Chua K, et al. A clinical study of motor imagery-based brain–computer interface for upper limb robotic rehabilitation. In: 2009 Annual International Conference of the IEEE Engineering in Medicine and Biology Society. Institute for Infocomm Research, Agency for Science, Technology and Research, *IEEE*; 2009. pp. 5981–5984. 70.

[228] Daly JJ, Cheng R, Rogers J, et al. Feasibility of a new application of noninvasive brain computer interface (BCI): A case study of training for recovery of volitional motor control after stroke. *Journal of Neurologic Physical Therapy*. 2009 Dec;33(4):203–211. DOI: 10.1097/NPT.0b013e3181c1fc0b. 71, 76, 77.

[229] Mihara M, Hattori N, Hatakenaka M, et al. Near-infrared spectroscopy-mediated neurofeedback enhances efficacy of motor imagery-based training in poststroke victims: A pilot study. *Stroke*. 2013 Apr;44(4):1091–1098. DOI: 10.1161/STROKEAHA.111.674507. 71, 76, 77.

[230] Li M, Liu Y, Wu Y, et al. Neurophysiological substrates of stroke patients with motor imagery-based brain–computer interface training. *International Journal of Neuroscience*. 2013 Oct. DOI: 10.3109/00207454.2013.850082. 72, 76, 77.

[231] Ono T, Shindo K, Kawashima K, et al. Brain–computer interface with somatosensory feedback improves functional recovery from severe hemiplegia due to chronic stroke. *Frontiers in Neuroengineering*. 2014;7:19. DOI: 10.3389/ fneng.2014.00019. 73, 76, 77.

[232] Tsuji T, Liu M, Sonoda S, et al. The stroke impairment assessment set: Its internal consistency and predictive validity. *Archives of Physical Medicine and Rehabilitation*. 2000;81(7):863–868. DOI: 10.1053/apmr.2000.6275. 73.

[233] Ang KK, Guan C, Phua KS, et al. Brain–computer interface-based robotic end effector system for wrist and hand rehabilitation: Results of a three-armed randomized controlled trial for chronic stroke. *Frontiers in Neuroengineering*. 2014;7(39):30. DOI: 10.3389/fneng.2014.00030. 73, 76, 77.

[234] Pichiorri F, Morone G, Petti M, et al. Brain–computer interface boosts motor imagery practice during stroke recovery.*Annals of Neurology*. 2015 Mar;77(5):851–865. DOI: 10.1002/ana.24390. 74, 76 , 77.

[235] Kim T, Kim S, Lee B. Effects of action observational training plus BrainComputer interface-based functional electrical stimulation on paretic arm motor recovery in patient with stroke: A randomized controlled trial. *Occupational Therapy International*. 2016 Mar;23(1):39–47. DOI: 10.1002/oti.1403. 74, 76, 77.

[236] Biasiucci A, Leeb R, Iturrate I, et al. Brain-actuated functional electrical stimulation elicits lasting arm motor recovery after stroke. *Nature Communications*. 2018 Jun;9(1):2421. DOI: 10.1038/s41467-018-04673-z. 75, 76, 77, 104.

[237] Ramos-Murguialday A, Broetz D, Rea M, et al. Brain-machine interface in chronic stroke rehabilitation: A controlled study. *Annals of Neurology*. 2013 Aug;74(1):100–108. DOI: 10.1002/ana.23879. 77, 78, 79, 104.

[238] Ramos Murguialday A, Curado MR, Broetz D, et al. Brain-machine interface in chronic stroke: Randomized trial long-term follow-up: *Neurorehabilitation and Neural Repair*. 2019 Feb;33(3):188–198. DOI:10.1177/1545968319827573. 78.

[239] Anderson KD. Targeting Recovery: Priorities of the spinal cord-injured population. *Journal of Neurotrauma*. 2004 Oct;21(10):1371–1383. DOI: 10.1089/neu.2004.21.1371. 81.

[240] Osuagwu BCA, Wallace L, Fraser M, et al. Rehabilitation of hand in subacute

tetraplegic patients based on brain computer interface and functional electrical stimulation: A randomised pilot study. *Journal of Neural Engineering.* 2016 Oct;13(6):065002. DOI: 10.1088/1741-2560/13/6/065002. 81, 82.

[241] Donati ARC, Shokur S, Morya E, et al. Long-term training with a brain-machine interface-based gait protocol induces partial neurological recovery in paraplegic patients. *Scientific Reports.* 2016 Aug;6(1):30383. DOI: 10.1038/ srep30383. 83, 84.

[242] Teng EL, McNeal DR, Kralj A, et al. Electrical stimulation and feedback training: Effects on the voluntary control of paretic muscles. *Archives of Physical Medicine and Rehabilitation.* 1976 May;57(5):228–233. 85.

[243] Marquez-Chin C, Bagher S, Zivanovic V, et al. Functional electrical stimulation therapy for severe hemiplegia: Randomized control trial revisited. *Canadian Journal of Occupational Therapy Revue Canadienne D'ergothérapie.* 2017 Apr;84(2):87–97. DOI: 10.1177/0008417416668370. 85.

[244] Soekadar SR, Birbaumer N, Slutzky MW, et al. Brain-machine interfaces in neurorehabilitation of stroke. *Neurobiology of Disease.* 2015 Nov;83:172–179. DOI: 10.1016/j.nbd.2014.11.025. 85.

[245] Popovic M, Keller T. Compex Motion: Neuroprosthesis for grasping applications. In: *Enabling Technologies: Body Image and Body Function.* Churchill Livingstone; 2003. DOI: 10.1016/B978-0-443-07247-5.50015-8. 90.

[246] Marquez-Chin C, Marquis A, Popovic MR. EEG-triggered functional electrical stimulation therapy for restoring upper limb function in chronic stroke with severe hemiplegia. *Case Reports in Neurological Medicine.* 2016 Nov;2016:e9146213. DOI: 10.1155/2016/9146213. 96.

[247] Jovanovic LI, Kapadia N, Lo L, et al.Restoration of upper-limb function after chronic severe hemiplegia: A case report on the feasibility of a brain–computer interface controlled functional electrical stimulation therapy. *American Journal of Physical Medicine & Rehabilitation* / Association of Academic Physiatrists. 2019 Feb;1. DOI: 10.1097/PHM.0000000000001163. 96.

[248] Ray AM, Figueiredo TDC, López-Larraz E, et al. Brain oscillatory activity as a biomarker of motor recovery in chronic stroke. *Human Brain Mapping.* 2020;41(5):1296–1308. DOI: 10.1002/hbm.24876. 102.

[249] Sebastián-Romagosa M, Udina E, Ortner R, et al. EEG biomarkers related with the functional state of stroke patients. *Frontiers in Neuroscience.* 2020;14. DOI: 10.3389/fnins.2020.00582. 102.

[250] Bearden TS, Cassisi JE, Pineda M. Neurofeedback training for a patient with thalamic and cortical infarctions. *Applied Psychophysiology and Biofeedback*. 2003 Sep;28(3):241–253. DOI: 10.1023/A:1024689315563. 103.

[251] Kober SE, Schweiger D, Witte M, et al. Specific effects of EEG based neurofeedback training on memory functions in post-stroke victims.*Journal of NeuroEngineering and Rehabilitation*. 2015 Dec;12(1):107. DOI: 10.1186/ s12984-015-0105-6. 103, 104.

[252] Nan W, Dias APB, Rosa AC. Neurofeedback training for cognitive and motor function rehabilitation in chronic stroke: Two case reports. *Frontiers in Neurology*. 2019 Jul;10. DOI: 10.3389/fneur.2019.00800. 103.

[253] PhD KBC, PhD LS, PhD RRL. Neurofeedback efficacy in the treatment of a 43-year-old female stroke victim: A case study.*Journal of Neurotherapy*. 2010 May;14(2):107–121. DOI: 10.1080/10874201003772155. 103.

[254] Rozelle GR, Budzynski TH. Neurotherapy for stroke rehabilitation: A single case study. *Biofeedback and Self-Regulation*. 1995 Sep;20(3):211–228. DOI: 10.1007/ BF01474514. 103.

[255] Ehrlich SK, Agres KR, Guan C, et al. A closed-loop, music-based brain–computer interface for emotion mediation. *PloS One*. 2019;14(3):e0213516. DOI: 10.1371/ journal. pone.0213516. 103.

[256] Mane R, Chouhan T, Guan C. BCI for stroke rehabilitation: Motor and beyond.*Journal of Neural Engineering*. 2020 Aug;17(4):041001. DOI: 10.1088/1741-2552/aba162. 103.

[257] Lim CG, Lee TS, Guan C, et al. A brain–computer interface based attention training program for treating attention deficit hyperactivity disorder. *PloS One*. 2012 Oct;7(10):e46692. DOI: 10.1371/journal.pone.0046692. 103.

[258] Qian X, Loo BRY, Castellanos FX, et al. Brain–computer-interface-based intervention re-normalizes brain functional network topology in children with attention deficit/hyperactivity disorder. *Translational Psychiatry*. 2018 Aug;8(1):1–11. DOI: 10.1038/ s41398-018-0213-8. 103.

[259] Strehl U, Aggensteiner P, Wachtlin D, et al. Neurofeedback of slow cortical potentials in children with attention-deficit/hyperactivity disorder: A multicenter randomized trial controlling for unspecific effects. *Frontiers in Human Neuroscience*. 2017;11. DOI: 10.3389/fnhum.2017.00135. 103.

[260] Slow cortical potentials neurofeedback in children with ADHD: Comorbidity, self-regulation and clinical outcomes 6 months after treatment in a multicenter randomized

controlled trial | Cochrane Library. https://www.cochranelibrary.com/central/doi/10.1002/ central/CN-01792330/full. 103.

[261] Lee T-S, Goh SJA, Quek SY, et al. A brain–computer interface based cognitive training system for healthy elderly: A randomized control pilot study for usability and preliminary efficacy. *PloS One*. 2013 Nov;8(11):e79419. DOI: 10.1371/journal.pone.0079419. 103.

[262] Bensmaia SJ, Miller LE. Restoring sensorimotor function through intracortical interfaces: Progress and looming challenges. *Nature Reviews Neuroscience*. 2014 May;15(5):313–325. DOI: 10.1038/nrn3724. 103.

[263] Flesher SN, Collinger JL, Foldes ST, et al. Intracortical microstimulation of human somatosensory cortex. Science *Translational Medicine*. 2016 Oct;8(361):361ra141. DOI: 10.1126/scitranslmed.aaf8083. 103.

[264] Mrachacz-Kersting N, Yao L, Gervasio S, et al. A brain–computer-interface to combat musculoskeletal pain. In: Guger C, Allison B, Ushiba J, editors. *Brain–computer Interface Research: A State-of-the-Art Summary* 5. Cham: Springer International Publishing; 2017. pp. 123–130. DOI: 10.1007/978-3-319-57132- 4_10. 103, 104.

[265] Consortium for Spinal Cord Medicine, 2005: Paralyzed Veterans of America Consortium for Spinal Cord Medicine. Preservation of upper limb function following spinal cord injury: a clinical practice guideline for health-care professionals. *Journal of Spinal Cord Medicine*. 2005;28(5):434-470. DOI: 10.1080/10790268.2005.11753844. PMID: 16869091; PMCID: PMC1808273. 22.

[266] Consortium for Spinal Cord Medicine, 1999: Consortium for Spinal Cord Medicine. Outcomes following traumatic spinal cord injury: clinical practice guidelines for healthcare professionals. *Journal of Spinal Cord Medicine*. 2000 Winter;23(4):289-316. DOI: 10.1080/10790268.2000.11753539. PMID: 17536300. 22..